激光与强脉冲光治疗中皮肤镜快速指南

Quick Guide to Dermoscopy in Laser and IPL Treatments

原著

（意）多米尼克·皮科洛（Domenico Piccolo）

（意）迪米特拉·科斯塔基（Dimitra Kostaki）

（意）朱莉安娜·克利斯曼（Giuliana Crisman）

主审

刘华绪

主译

陶斯静　李乃浩　胡青梅

北方联合出版传媒（集团）股份有限公司

辽宁科学技术出版社

·沈　阳·

First published in English under the title
Quick Guide to Dermoscopy in Laser and IPL Treatments
by Domenico Piccolo, Dimitra Kostaki and Giuliana Crisman, edition: 1
Copyright © Springer Nature Switzerland AG, 2020
This edition has been translated and published under licence from
Springer Nature Switzerland AG.
Springer Nature Switzerland AG takes no responsibility and shall not be made liable
for the accuracy of the translation.

©2023 辽宁科学技术出版社。
著作权合同登记号：第 06-2021-265 号。

图书在版编目（CIP）数据

激光与强脉冲光治疗中皮肤镜快速指南 / （意）多米尼克·皮科洛（Domenico Piccolo），（意）迪米特拉·科斯塔基（Dimitra Kostaki），（意）朱莉安娜·克利斯曼（Giuliana Crisman）原著；陶斯静，李乃浩，胡青梅主译 . —沈阳：辽宁科学技术出版社，2023.10

ISBN 978-7-5591-2991-8

Ⅰ.①激… Ⅱ.①多… ②迪… ③朱… ④陶… ⑤李… ⑥胡… Ⅲ.①皮肤病—镜检—应用—激光疗法—指南 Ⅳ.①R751.04-62 ②R454.2-62

中国国家版本馆CIP数据核字（2023）第075834号

出版发行：辽宁科学技术出版社
（地址：沈阳市和平区十一纬路25号 邮编：110003）
印 刷 者：辽宁新华印务有限公司
经 销 者：各地新华书店
幅面尺寸：210 mm × 285 mm
印 张：9
插 页：4
字 数：260千字
出版时间：2023 年 10 月第 1 版
印刷时间：2023 年 10 月第 1 次印刷
责任编辑：凌 敏
封面设计：刘 彬
版式设计：顾 娜
责任校对：黄跃成

书 号：ISBN 978-7-5591-2991-8
定 价：198.00元

投稿热线：024-23284363
邮购热线：024-23284502
邮 箱：lingmin19@163.com
http://www.lnkj.com.cn

作者简介

（意）多米尼克·皮科洛（Domenico Piccolo）

Department of Dermatology

University of L'Aquila

AIDA Italian Association Outpatient

Dermatologists AIDA, Avezzano

L'Aquila

Pescara

Italy

（意）迪米特拉·科斯塔基（Dimitra Kostaki）

Sapienza University of Rome

Policlinico Umberto I

Rome

Italy

（意）朱莉安娜·克利斯曼（Giuliana Crisman）

Skin Center, Dermo−Aesthetic Centers

Avezzano

Trieste

Italy

致谢

谨以此书献给在我个人生活与职业生涯中所有亲近并给予我巨大帮助的人。

特别感谢我的父母，感谢他们在我所有的困难时刻都一如既往地支持我；

感谢 Federica，一位非凡的妻子与母亲，感谢她 22 年来作为我的左膀右臂从未离开；

感谢我的孩子们，Camilla 和 Alexandre，感谢他们让我的生活充满了热情、爱意、幸福和微笑；

感谢 Giuliana 和 Dimitra，感谢他们为本书的写作做出的巨大贡献，没有他们，这部作品将无法完成。

——Domenico Piccolo

衷心感谢 Domenico 多年来卓有成效的合作，如今我被称作是一名优秀的激光专家，我将此成就归功于他；

致 Ketty Peris 教授，感谢她对我的教导，使我成为一位能胜任工作的皮肤科医生；

致 Giuliana，感谢她分享自己的成就、疑惑、学术成果与职业梦想；

感谢我的父母，感谢他们虽然相隔遥远却永远爱我。

——Dimitra Kostaki

致我深爱的丈夫 Sascha M，感谢他一直支持并鼓励我追逐梦想；

致我的女儿 Angelica，感谢她让我每一天都成为一个更好的女人；

致我的母亲 Margharita，感谢她对我所有努力与付出的鼓励；

致 Domenico，感谢他多年来多次给我机会让我能够不断提高、不断学习，为我的梦想"加冕"；

致 Dimitra，感谢他数年前在那些充满希望的夜晚与我们一起工作，"感谢"数月来夙兴夜寐、笔耕不辍的辛勤工作。

——Giuliana Crisman

序

在这个医学新技术飞速发展的时代，最终能够应用在临床实践工作中并发挥作用的技术其实很少，真正能够大幅度改变临床实践工作的技术更少。

而皮肤镜检查就是其中之一。

从它被世界上大多数临床皮肤科医生使用以来，皮肤镜就从根本上改变了皮肤病学的临床实践工作。作为一种小型便携并不昂贵且方便实用的工具，皮肤镜可以非常容易地放进大多数临床医生的口袋里，使皮肤科医生应用它能够了解到皮肤亚宏观的特征与结构，从而参与皮肤病的诊断和管理。

在初步验证了它在皮肤肿瘤诊断方面的价值之后，随着时间的推移，皮肤镜的适用范围逐渐扩展到越来越多的皮肤科细分领域。光学治疗（激光治疗、强脉冲光治疗等）通常被世界各地的临床医生用于临床与美容目的，在评估其疗效与不良反应方面，皮肤镜检查对于皮肤亚宏观结构的评估可以显著地优化光学治疗的应用。然而，如我们所知，皮肤镜对光学治疗的评估方法的验证，是一项烦琐且耗时的工作。

在关注了本书作者过去几年的研究成果并有幸认识他们之后，我真的为他们在该领域做出的努力与巨大贡献感到非常骄傲，并为他们决定承担起将所有临床经验与研究成果汇集在这本著作中的繁重工作任务而感到由衷欣慰。

这本书不仅对已经使用过皮肤镜检查与评估治疗进程的临床医生有用，而且对那些从未尝试这样做的毫无经验的临床医生更有裨益。作者在这个主题上具有深厚的知识积累，深入浅出地提供了简明且全面的线索与指引，无论我们此前是否拥有使用皮肤镜的经验，我们都应当且能够按图索骥，将其运用在我们的临床工作中。

因此，我强烈建议所有使用光设备的同事不仅要阅读这本书一次，还要把它作为日常临床实践的指南，时时翻阅。

Aimilio Lallas

First Department of Dermatology

Aristotle University

Thessaloniki, Greece

前言

当我爱上皮肤镜的时候，我还是 Graz 医科大学的一名年轻的研究员。

我毕业于离我出生地不远的 L'Aquila 大学。L'Aquila 大学皮肤病学系主任 S. Chimenti 教授提议我在离家 1000 公里以外的奥地利 Graz 医科大学进行一段时间的培训，以提高我在皮肤病学和科研领域的技能。

面对这个职业和个人成长的重要机会，我充满热情、毫不犹豫地离开了我的家乡。

在 Graz 医科大学，我遇到了后来成为我的第二位导师的 H. P. Soyer 教授和一位年轻的住院医师 G. Argenziano。那是我们聚在一起的第一个冬天，室外有成米厚的雪，我们把我们的生命热情集中在一个能够改变临床皮肤病学历史的领域的研究与发展上——皮肤镜学。

皮肤镜为我们打开了一个全新的世界：不论是研究正常条件下的还是颜色与形态发生改变的皮肤病损的微观与结构特征。为了帮助医生区分皮肤良性与恶性病变而"诞生"的皮肤镜，很快被证明是一种多功能的、有应用前景的、有广泛实用价值的工具。

回到家乡后，我又开始热衷于研究激光和脉冲光，研究它们在医学上的不同应用，寻找新的治疗方法，使其能够有效、快速、痛苦少又少有不良反应地为我的患者提供更多的选择。

基于我在奥地利的工作经验，我将我学习到的所有培训内容不断实践与拓展，使皮肤镜成为我在治疗前和治疗后极为依赖以至于离不开的诊断工具。

在本书中，我收集了 20 多年的工作经验和临床案例，以证明皮肤镜诊断在激光治疗和 IPL 治疗前、中、后的评估中的有效性。

本书提到的所有病例都是自 2001 年开始在我们的皮肤中心进行激光与强脉冲光治疗的皮肤类型为Ⅱ型或Ⅲ型（根据 Fitzpatrick 皮肤分型量表）的意大利患者，因而结果的得出有赖于这些皮肤类型的人群；尽管如此，我也非常有信心，经过适当的调整，对于世界各地不同皮肤类型的人群，皮肤镜技术也可以取得类似的效果。

Domenico Piccolo

L'Aquila, Pescara, Italy

推荐序

病理检查是很多皮肤病诊断的"金标准",也是指导治疗的重要依据。经过200多年的发展,病理学已经发展成为系统的、完整的学科,其分支也越来越细,普通病理、免疫病理、分子病理学等理念不断普及。但病理检查的活检取材是创伤性的,创口需要时间愈合且有感染、瘢痕等的风险,这使得很多患者特别是曝光部位的皮损患者或未成年患者,接受病理检查的依从性显著降低,也很难应用于需要反复取材的、疾病治疗前后的随访和评估;另外,取材后的标本处理过程烦琐,需要较长的时间才能得到结果,这些都是病理学发展的限制因素。随着学科的发展和人们对生活品质的追求,临床上越来越需要无创的、实时的、动态成像的皮肤影像技术。

皮肤影像学是个新兴的学科,进入 21 世纪以来,皮肤影像技术得到了长足的发展;尤其是皮肤镜技术,由于皮肤镜便携、成像简便等优点,欧美 80% 以上的皮肤科医师都配备皮肤镜检查装置。皮肤镜不仅应用于皮肤病的筛查,辅助诊断、鉴别和排除诊断,还应用于皮肤问题治疗前后的随访、评估等。在由 Domenico Piccolo、Dimitra Kostaki 和 Giuliana Crisman 三位学者编著的 *Quick Guide to Dermoscopy in Laser and IPL Treatments* 一书中,作者们系统地阐释了激光和强脉冲光治疗前后的皮肤镜下改变,从皮肤镜角度观察激光或强脉冲光治疗前后皮肤的改变,为临床医生提供了新的视野。

我非常欣喜地看到陶斯静、李乃浩、胡青梅等几位年轻医师将这本书翻译成中文。该译作内容丰富,涉及了皮肤镜的发展史、激光的原理、强脉冲光的原理、色素痣激光治疗前后的皮肤镜特征,治疗前的皮肤镜成像可以辅助诊断和鉴别诊断,排查恶性肿瘤,也可以用于观察激光治疗后是否有色素细胞的残留;本书还涉及了脂溢性角化病、日光性黑子、面部毛细血管扩张、血管瘤、鲜红斑痣、痤疮、外伤性瘢痕、瘢痕疙瘩和增生性瘢痕、文身、非黑素瘤性皮肤癌、光电所致的皮肤不良反应等多种皮肤问题,用非常翔实的案例图片展示了皮肤镜下光电治疗前后的改变。阅读本书,对于光电治疗前皮损的诊断和鉴别诊断,理解光电治疗过程和光电参数的选择,以及理解光电与皮肤的相互作用非常有意义。

译者团队的这几位医师从事皮肤美容行业多年,对于光电治疗有较深的造诣,也热爱学习,具有较高的翻译水平,文字翻译比较到位,当然,限于经历,个别地方可能翻译得相对生硬，但瑕不掩瑜，本书仍值得推荐。本人非常荣幸为大家推荐这本《激光与强脉冲光治疗中皮肤镜快速指南》，让我们用皮肤影像的理念去做光电治疗前皮损的鉴别，去观察光电治疗前后皮肤的改变，相信本书对于指导光电治疗大有裨益。

刘华绪

主审简介

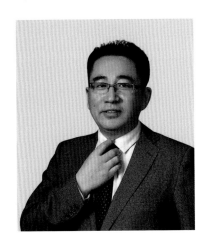

刘华绪，男，1977 年出生，博士学位，主任医师，现任山东第一医科大学附属皮肤病医院（山东省皮肤病医院）激光美容科主任，硕士研究生导师。2007 年毕业于上海交通大学，获生物医学工程博士学位，2011—2012 年赴美国加利福尼亚大学尔湾分校贝克曼激光研究所访问学习。主要从事激光诊疗在皮肤科的应用及基础研究，主持国家自然科学基金及科技部重点专项等项目 3 项，参与国家自然科学基金项目 4 项，主持山东省自然科学基金等项目 3 项，发表论文 70 余篇，其中 SCI 收录 30 篇。主编著作 1 部，参与编写著作及教材 4 部。曾获得山东省医学科技进步二等奖一次，参与获得山东省科技进步一等奖一次。先后荣获三等功三次，获全国十佳中青年皮肤科医师、山东省十佳青年医师、山东省突出贡献中青年专家等荣誉。学术兼职：山东省医学会激光医学分会副主任委员，中华医学会皮肤性病学分会激光美容学组委员，中国医师协会皮肤科医师分会激光亚专业委员会委员，中国整形美容协会激光美容分会常委等。

主译简介

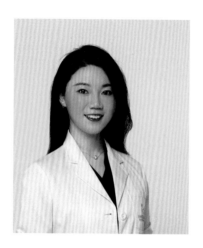

陶斯静，武汉大学临床医学（七年制中法联培）硕士，皮肤科主治医师，皮肤美容主诊医师，现就职于杭州智美颜和医疗美容门诊部，从事医疗美容工作10年，主编《热玛吉抗衰操作指南》，发表国家核心期刊文章数篇。

现任中国整形美容协会抗衰老专业委员会理事，中国整形美容协会皮肤管理专业委员会委员，中国整形美容协会微针专业委员会委员，中国整形美容协会微创与皮肤美容专业委员会委员，"MEC"院长俱乐部成员，CIAM中国整合医学美容学会（中国香港）眶周整合年轻化专业委员会委员，湖南省医疗整形美容学会脂肪分会专业委员，湖南省中西医结合学会皮肤美容分会委员。高德美、艾尔建、艾维岚、伊妍仕认证注射医师，热玛吉认证操作医师，科医人、赛诺龙、赛诺秀、飞顿、FOTONA等激光设备认证操作医师及临床培训导师，Endymed中国区顾问医师。

从业10年来致力于研究皮肤健康与皮肤美学的关系，致力于皮肤抗衰及美容专业知识的分享与科普，擅长综合光、声、电、美塑疗法、注射填充等，基于皮肤生理结构与老化改变，为求美者提供全层次、全肤质、全进程的整合年轻化解决方案。

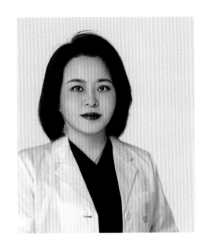

李乃浩，大连医科大学皮肤病与性病学专业硕士研究生，皮肤科主治医师，美容皮肤科专业美容主诊医师。中国科学院心理研究所临床心理、心理咨询治疗专业博士在读。中国整形美容协会医美与艺术分会注射美容艺术委员会委员，中国医师协会皮肤科医师分会会员，中国医师协会美容与整形医师分会会员。华熙学院技术导师。《肉毒素注射与临床美学实践（第3版）》副主译，《微整形注射指导手册：肉毒素与填充剂的注射》副主译。拥有国家级实用新型专利1项（专利号：ZL201320043884.X）。擅长面部年轻化综合治疗、机体综合年轻化抗衰治疗。

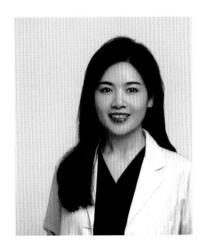

胡青梅，武汉大学皮肤科博士，主治医师，中国非公立医疗机构协会整形与美容专业委员会青年委员，中华医学会皮肤科分会会员，中国医师协会皮肤美容分会会员。发表国内外期刊论文4篇，参与国家自然科学基金项目1项。热玛吉原厂认证操作医师，乔雅登玻尿酸原厂认证注射医师，伊妍仕官方认证医师，瑞蓝官方认证医师，艾维岚官方认证导师。

副主译简介

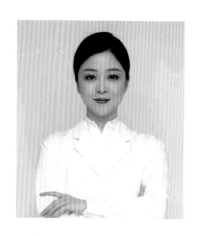

陈锡华，毕业于广西医科大学，硕士研究生学历，皮肤科主治医师，有 10 余年临床实践经验。擅长损容性皮肤问题的诊治、皮肤美容治疗、微创年轻化治疗、注射美容及微整治疗，技术全面，审美见解独到。2023 年，以自己丰富的解剖知识和医美临床实践经验，在医疗美容领域首创实用、高效的无痛治疗技术，为医美技术的创新发展开拓了新思路。

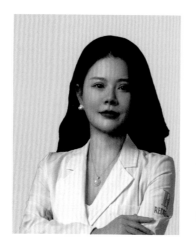

柳盈，毕业于大连医科大学，皮肤美容主治医师，皮肤美容主诊医师。从事本专业工作近 20 年，《热玛吉抗衰操作指南》第一主编，作为辽宁科学技术出版社签约译者曾参与《微整形注射并发症》《现代皮肤病与性病学》《肉毒素注射与临床美学实践（第 3 版）》等图书的编写及翻译工作。作为中国整形美容协会医美线技术分会理事、中国解剖学会美容解剖分会委员、中国整形美容协会海峡两岸分会委员，多年来一直致力于推动医疗美容技术的发展和推广。在临床实践中获得了很多的认可和口碑：连任新氧绿宝石榜单上榜专家；"MEC"院长俱乐部成员；艾尔建、乔雅登全系列注射导师；艾尔建区域医生讲者；艾维岚临床注射导师、"百瓶大师"俱乐部成员；伊妍仕"超级专家"团成员、临床注射导师；强生鱼骨线"力量大使"大赛评委；等等。在多年临床工作中结合国内外先进临床研究和自身技术经验，专注面部结构美学和无创注射技术、线雕技术相结合创建面部结构性抗衰鸡尾酒疗法，实现面部结构性、立体性和多层次、多平面全层美学抗衰。

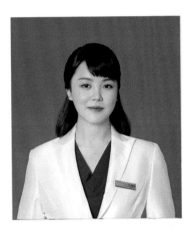

王雪瑞，毕业于郑州大学，皮肤与性病学主治医师，皮肤美容主诊医师，杭州艺星医疗美容医院美容皮肤科副院长。从事本专业工作近 20 年，治疗逾 10 万人次。中国医师协会皮肤科医师分会会员。M22AOPT 超光子逐光之星医师，以色列美迪迈医疗科技公司 EndyMed PRO 中国区指定认证医师，Thermage 中国大陆规范化操作专业人士，GALDERMA VITAL 临床医师，BOTOX 临床注射医师，PicoWay 新锐医师，酷塑（coolsculpting）金牌体雕师。擅长激光美容、射频紧肤、面部年轻化、全层抗衰、美塑疗法。近 20 年专精深耕于皮肤美容领域，在扎实全面的医学理论基础上，从丰富的临床实践经验中提炼、研创出独有的面部整合年轻化疗法。以耐心细致的诊疗风格，赢得求美者的良好口碑，以精益求精的匠心精神，引领皮肤美容抗衰新风尚，并成为国内医疗美容界的中坚力量。

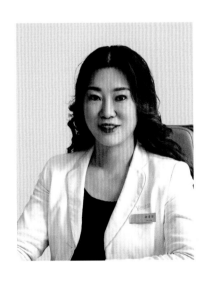

赵雪愔，硕士学位，皮肤副主任医师，皮肤美容主诊医师，南京艺星皮肤科院长。

1997 年开始从事皮肤科专业工作，于沈阳第七人民医院（沈阳皮肤科医院）皮肤科工作 10 余年。发表国家级期刊论文 20 余篇，获辽宁省技术创新二等奖。艺星集团皮肤组副主任委员，国际医学美容学会会员，中国非公立医疗机构协会激光分委会常务委员，国际美学私密整形协会会员，中华微整形生物美容协会会员。热玛吉认证医师，超声炮认证医师，Fotona4D 认证医师，艾尔建酷塑认证医师，科医人超光子认证医师。

目录

1 皮肤镜检查的历史、技术与设备

皮肤镜检查，或称皮肤发光显微镜检查，顾名思义，是借由一种被称为"皮肤镜"的仪器而进行的一种皮肤无创诊断技术。

皮肤镜由放大镜、光源（偏振光或非偏振光）、透明板组成，有时在仪器与皮肤之间可能需要液体介质（如显微镜镜油、水、酒精、KY 凝胶等）来介导。因其偏振与非偏振光源，皮肤镜可在表皮内与表皮下进行照明，从而帮助医生快速、简便、低成本地对皮肤与黏膜病变进行检查。数字化发光皮肤镜也在文献中报道用于相关图像或视频的采集与数字化处理。

皮肤镜作为一个非常有价值的检查工具，已经在皮肤科的临床实践中被广泛地研究和接受。已有研究表明，与单纯的临床检查相比，皮肤镜检查提高了恶性黑素瘤的早期诊断率，并随后广泛用于不同类型皮肤病变的早期诊断，一定程度上避免了皮肤活检等侵入性检查。

在我们的日常工作中，我们尝试用皮肤镜作为预测激光治疗结果和强脉冲光（IPL）治疗结果的工具。利用其将表皮结构和浅层真皮结构可视化的能力，在激光治疗之前和之后立即进行皮肤镜检查，可以判断治疗终点，并预测能否达成期待的临床治疗或美化目的。

从这个角度来看，皮肤镜不再仅仅是检查新病变或跟踪已知病变的诊断工具，而是一种监测美容和治疗效果的工具。因此，临床医生可以更多地了解病变对激光治疗的反应，并基于此来调整各种参数和波长，以获得更好的结果，因此，皮肤镜检查在皮肤科临床实践中发挥了真正的"盟友"的作用。

1.1 皮肤镜简明史

20 世纪 30 年代，几项关于健康和病理皮肤毛细血管循环的研究（即所谓的毛细血管镜）引起了一些学者的兴趣，他们决定直接在皮肤上测试活体显微镜的使用。特别是，R. Jaeger 和 F. Jaeger（1939a、b）和 Schmidt–La Baume F. (1940) 发表了 3 篇论文，分享了他们用直接复合显微镜研究皮肤结构的结果，在这种显微镜中，光从侧面进入，然后反射到物体上。相比 19 世纪 20 年代常用的由一个或多个放大镜组成的、放大范围从 3× 至 200× 的简单的放大镜，这种复合显微镜在提高 40× 以上放大倍率的

The contents of this book are partially based on the Italian language edition: "*The Usefulness of Dermoscopy in Laser and IPL Treatments*", Domenico Piccolo, © DEKA M.E.L.A Srl 2012.

© Springer Nature Switzerland AG 2020

D. Piccolo et al., *Quick Guide to Dermoscopy in Laser and IPL Treatments*,

https://doi.org/10.1007/978–3–319–41633–5_1

同时，保证了非常高的分辨率和清晰度，以便明确皮肤的结构。

几年后，Goldman L. 和 Younker W.（1947a、b）开始用使用或不使用光源和 / 或使用或不使用荧光灯来区分的 5 种复合显微镜研究不同的皮肤状况（图 1.1），并试图改进这些设备，以便将皮肤镜应用于正常和病理皮肤的研究。

此后，Goldman（1951）将研究重点放在色素性病变上，以帮助医生克服对交界痣和早期黑素瘤难以鉴别诊断的困难，并发表了他对 300 例黑素细胞病变的研究结果。看上去所有研究中使用的显微镜都有值得期待的作用，但因为仪器不够便携、管理不便，他着重强调，我们需要一种更加便携的仪器，以方便皮肤科医生使用。所以在 1952 年，他发明了第一个便携式皮肤镜，随后开发和改进了原型。但直到 1987 年，随着 Pehamberger 和他的合作者的研究（1987 年），皮肤镜才如我们今天所知的这样，在色素性病变的诊断中发挥其明确及必不可少的作用（图 1.2）。

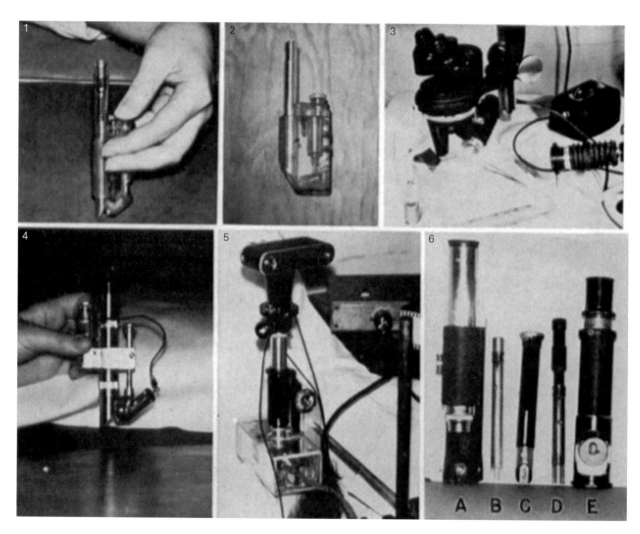

图 1.1　皮肤显微镜的原始仪器（Goldman.J INVEST DERMATOL 1951. Elsevier license no. 4731201097051）

1. 20× 显微镜，附有电池照明光源
2. 40× 显微镜，附有电池照明光源
3. 可变光源的检查离体组织的双目显微镜
4. 40× 显微镜，附有可变光源
5. Siebentritt 显微照相设备，用于皮肤表面的放大照相，40× 和 100×

图 1.2　1987 年 Pehamberger 等研究者进行研究时使用的显微镜，用于检查直立位和仰卧位患者的色素沉着皮损（J Am Acad Dermatol 1987, Elsevier license no. 4731210028901）

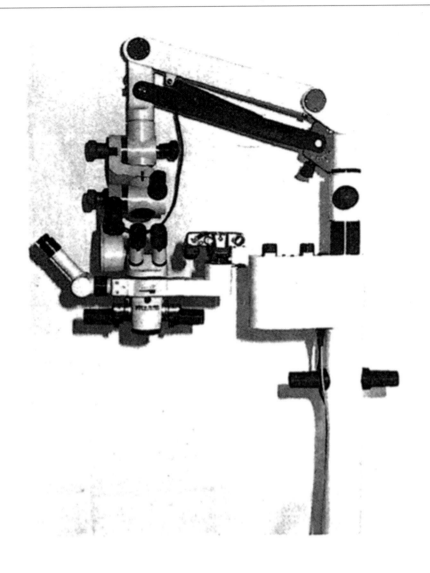

　　在 2000 年左右，皮肤镜发展史上迎来了一个新的里程碑，第一个交互式皮肤镜图谱的电子出版物出版了，在该图谱中，Argenziano 及其合作者定义了主要的诊断标准。

　　从那时起，皮肤镜成为皮肤科实践的重要组成部分，因此在 2003 年，Peter Soyer、Rainer Hofmann-Wellenhof 和 Giuseppe Argenziano 成立了国际皮肤镜协会（International Dermoscopy Society，IDS），以促进皮肤镜在全球的临床研究、开发及技术传播。截至 2019 年，IDS 已经在 168 个国家拥有 16 000 多名会员（https://dermoscopy-ids.org）。

　　随着医疗和美容治疗新设备的发展，皮肤镜在监测治疗结果和快速识别复发概率方面发挥着重要的新作用，这将在本书中进行更详细的解释。

1.2　皮肤镜设备

　　现在，人们所需的设备至少包括一个皮肤镜及一个可以连接到相应软件的相机，以确保获取与保存图像。

皮肤镜是一种由手持装置及设备头部组成的单目镜仪器。其头部由两部件组成：一个是放大镜，通常情况是一个固定 10× 放大倍率的球面镜；另一个是用于照明的卤素灯或 LED 灯。该仪器可通过一个数码相机设备连接至电脑端，以便对收集到的图像与数据进行分析。

目前，有许多不同类型的皮肤镜（如有或没有偏振光的皮肤镜）及其大量的配件（到达难以进入的解剖部位的特殊适配器、移动相机适配器等）（图 1.3）。

图 1.3　a、b. 可与智能手机连接的便携式皮肤镜（Courtesy of Dr. Domenico Piccolo, Skin Center Avezzano, Italy）

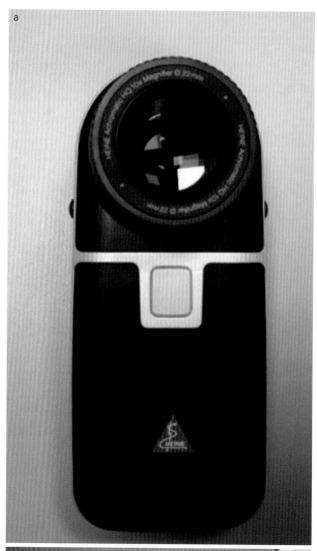

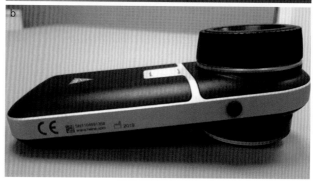

许多肉眼无法检测到的特征，经由皮肤镜，尤其是通过相应软件的一些检测方法，如形态测定与比色测定，提高了一些疑似皮肤病变的评估质量，尤其对于一些难以鉴别的皮肤问题，如交界痣与早期黑素瘤的鉴别诊断。其查看、记录和归档每个患者所有已拍摄图像的能力提高了随访质量。得益于用皮肤镜可以识别更加细微的病损变化（如尺寸大小、边缘形态、色素分布等），皮肤科医生可以及时、尽早干预皮损早期恶变和治疗后复发的情况。

1.3　皮肤镜技术

由于皮肤镜检查往往在患者的临床评估后启用，因而属于第二级的临床检查。医生一旦发现肉眼可见的可疑病变，首先要直观地评估皮损的各种可视特征（如大小、颜色、边缘情况、对称性等），然后再进行皮肤镜检查。操作时，将一层薄薄的油（或者酒精或水）涂在拟观察的皮损上，用皮肤镜观察皮损处的皮肤结构（如其大小、边缘形态、颜色分布等），其放大倍率可在 $6\times$ 至 $400\times$ 之间灵活调节。透镜与皮肤之间有适当的液体介质是必要的，用以消除皮肤角质层对光线的反射，使光线能够被表皮下的结构吸收和反射，从而更好地观察到角质层与真表皮交界层之间的结构。

所有需要严格随访和 / 或进一步检查的皮损图像都被收集、分析并存档。

随着激光与强脉冲光在治疗常见皮肤疾病和皮肤色素性病变中取得的新进展，我们需要一个新的工具，不仅仅是用来帮助制定正确的诊断标准、指导治疗方案，同时也能客观、真实地评估每次治疗的初始状态和治疗终点。

此前，这个角色由简单的"治疗前与治疗后"的临床照片扮演，即使是有各种细节上的限制。很多前辈也做出了非常卓著的成就，但那些图像仍然无法呈现在不同的疗程之中出现的令医生与患者都能觉察的细小甚至微观的改变。

在这本书中，我们试图分享我们将皮肤镜作为所有患者的诊断和随访工具时得到的一些结论，并制定和采用了一系列严谨、科学的研究方案验证了这些方法的科学性与有效性。

在我们的常规实践中，皮肤镜检查已经被证明不仅可以非常准确地诊断待治疗的病变，而且可以预测和量化一些可能出现的损伤和不良事件。此外，我们所有经激光和 IPL–PDT 治疗的非黑素瘤性皮肤癌患者，在治疗后 4~6 周的临床随访中，都必须进行皮肤镜检查。

另外，大部分皮肤治疗的治疗周期往往持续 4~6 个月，如此长的间隔时间往往会让患者忘记自己最初的情况，得益于这种精确的图像档案的记录，患者也能够更加清楚地观察和理解治疗所取得的效果，甚至对记录完整的临床图像与皮肤镜图像下的变化而感到惊喜，从而对自己为改善这些问题所花费的时间与经济成本感到满意。

1.4　电子皮肤镜

20 世纪末，随着计算机技术的进步，一种被称为"远程医疗"的革命性诊断方法应运而生。远程医疗可通过科学信息的交流与交换应用于多个医学学科，不仅帮助信息传递，更能为快速地向其他站点请求意见补充提供可能，从而可以帮助医生快速做出远程诊断，并有利于减少医疗体系支出。

在所有医学科室中，疑难病例的精确评估对诊断和治疗都非常重要，因而远程医疗或可成为日常实践中不可缺少的一部分。

皮肤科，特别是皮肤镜检查可以从这种远程医疗中获益，因为远程皮肤镜的应用可以让您联系到来自世界各地的专科医生和专家，进行比较分析和统计研究，从而获得经济和社会效益。

Domenico Piccolo 博士和他的导师包括 S. Chimenti、H.P. Soyer 和 Rainer Hofmann-Wellenhof，是将远程医疗应用于皮肤镜检查的一部分先驱。1999 年，Piccolo D. 与其他合作伙伴（1999）发表了第一个关于电子皮肤镜的研究：研究包括 L'Aquila 大学皮肤科（L'Aquila，Italy）的 66 例面部色素性病变的临床观察。每例病变的临床图像和皮肤镜图像都被采集，所有数据（连同临床数据）通过标准分辨率彩色显示器显示，通过电子邮件发送（图 1.4），以便在 Graz 医科大学（Graz Austria）皮肤科进行远程会诊。作者证实，91% 的病例（60/66）诊断一致：这是电子皮肤镜发展过程中的第一个重要里程碑，此后电子皮肤镜成为医疗实践的基本工具，并在世界各地得到广泛使用。

如今，远程医疗已成为一个普遍而统一的现实医疗方法，帮助世界各地的医生改进医疗服务质量。

图 1.4 S. Chimenti 教授在第一次开创性的远距离皮肤镜研究期间（1996—1999 年）：在 L' Aquila 大学（L'Aquila，Italy）选择皮肤镜图像，随后通过电子邮件发送给 Graz 医科大学（Graz Austria）（Courtesy of Dr. Domenico Piccolo，Skin Center Avezzano，Italy）

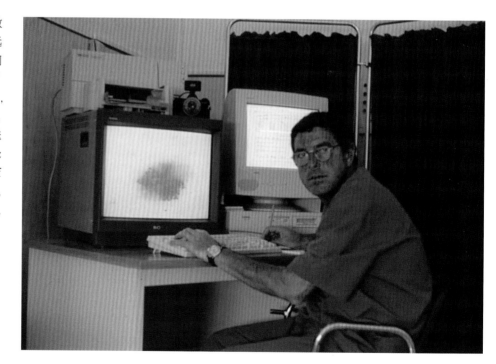

参考文献

[1] Argenziano G, Fabbroccini G, Carlo P, et al. Epiluminescence microscopy for the diagnosis of doubtful melanocytic lesions. Comparison of the ABCD rule of dermatoscopy and a new 7-point checklist based on pattern analysis. Arch Dermatol. 1998;134:1563–1570.

[2] Goldman L. Some investigative studies of pigmented nevi with cutaneous microscopy. J Invest Dermatol. 1951;16:407–426.

[3] Goldman L, Younker W. Studies in microscopy of the surface of the skin. J Invest Dermatol. 1947a;9:11.

[4] Goldman L, Younker W. Clinical microscopy of the surface of the skin. Exhibit A.M.A., Atlantic City; 1947b.

[5] Jaeger R, Jaeger F. Fluoreszenzmikroskopie in Auffallenden Licht unter besonderer Berücksichtigung der Struktur der Oberflache der lebenden Haut und der Vereinfachung der Hilfsmittel. Ztschr, f wissensch Mikr. 1939a;56:273.

[6] Jaeger R, Jaeger F. Der Haut Oberflaschenstruktur. Arch f Gewerbepath u Gewerbehyg. 1939b;9:276.

[7] Nachbar F, Stolz W, Merkel T, et al. ABCD rule of dermatoscopy. J Am Acad Dermatol. 1996;13:91–92.

[8] Pehamberger H, Steiner A, Wolff K. In vivo epiluminescence microscopy of pigmented skin lesions. I. Pattern analysis of pigmented skin lesions. J Am Acad Dermatol. 1987;17(4):571–583.

[9] Piccolo D, Smolle J, Wolf IH, et al. Face-to-face diagnosis vs telediagnosis of pigmented skin tumors: a teledermoscopic study. Arch Dermatol. 1999;135(12):1467–1471.

[10] Schmidt-LaBaume F. Die Bedeutung der Fuloreszenzauflicht und Kapillar Mikroskopie fur Gewerbliche Hauterkrankugen. Zermatt Wchnshr. 1940;110:81.

2 皮肤激光：基本原理

LASER 这个词其实是一个词组的缩写，它的全称是 Light Amplification by Stimulated Emission of Radiation，是指设计用于发射特定光束的仪器。激光装置设计用于发射单色光、相干光或准直光，以便在与组织相互作用时获得不同的结果。

单色光由严格特定于组织目标或靶色基（如黑色素或血红蛋白）的单一波长组成，从而避免对周围结构造成任何损害。

具有相干光的设备是一种激光器，其中光波在空间和时间相位上移动，产生相干性，优化光束与人体组织的相互作用。

带有准直光源的激光器是一种在铰接臂上安装有不同焦距的透镜系统的设备，该透镜系统将发射的激光束集中在非常小的光斑上（Patil and Dhami，2008；Sebaratnam et al，2014）。

为了更好地理解激光与组织的相互作用，必须定义一些术语：

- 波长。
- 热弛豫时间（TRT）。
- 脉冲持续时间（脉宽）和脉冲延迟。
- 激光输出功率和光束直径（能量密度）。

2.1 波长

激光设备需要选择的最重要的参数是波长，因为不同波长的光会被皮肤中的不同的特定分子选择性吸收，这些特定的分子被定义为"目标发色团"或靶色基（如水、黑色素、血红蛋白）（图2.1）。这种吸收会在目标中产生大量热量（将辐射出的光能转换为热能），能够选择性地破坏目标分子（选择性光热分解），并对周围组织的损伤最小（Anderson and Parrish，1983；Margolis et al，1989）。

可见光的穿透深度随波长的增加而增加。短波长（300 ~ 400nm）光进入皮肤的深度有限，而长波长（1000 ~ 1200nm）光由于扩散增加，甚至允许光线达到4mm的深度。在可见光范围内，最重要的靶

The contents of this book are partially based on the Italian language edition: "*The Usefulness of Dermoscopy in Laser and IPL Treatments*", Domenico Piccolo, © DEKA M.E.L.A Srl 2012.

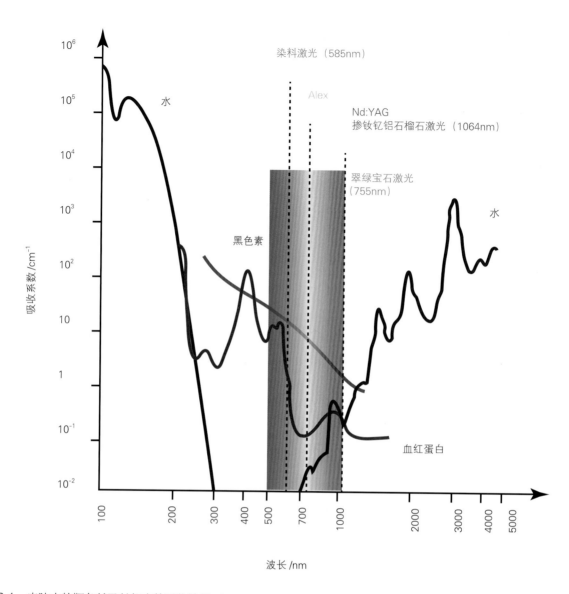

图 2.1　皮肤内的靶色基及其相应的吸收波长（Gourtesy of DEKA M.E.L.A.S.r.L.）

色基是黑色素和血红蛋白（Anderson and Parrish，1983）。血管的激光治疗和光子嫩肤等治疗应用，皆在此列。

　　此外，在红外线范围内，水、皮肤的主要成分，在激光与组织的相互作用中起着非常重要作用（图 2.2）。Er:YAG 激光和 CO_2 激光都处在红外光谱中（波长分别为 2940nm 和 10 600nm），其中水分子对辐射的吸收大于穿透（Boyce and Alster，2002）。

图 2.2 激光与组织的
相互作用（Courtesy of
DEKA M.E.L.A.S.r.L.）

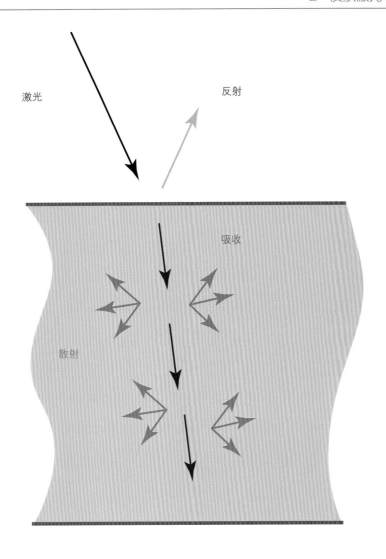

2.2 热弛豫时间（TRT）

根据定义，热弛豫时间是一个物体（在这种情况下，是一个生物结构）冷却到其原始温度的 50%
所花费的时间。冷却可以通过对流、辐射和传导来实现，传导是最重要的部分。

2.3 脉冲持续时间（脉宽）和脉冲延迟

激光的破坏能力在很大程度上取决于它能够发射的光脉冲的持续时间。任何组织和生物结构吸收
光能升温后，都会向周围传导热量来使自身冷却，这需要一些时间；因此，只有当激光脉冲的持续
时间小于 TRT 时，才能做到选择性破坏靶色基而不损伤周围正常组织（也就是选择性光热效应理论）
（Anderson and Parrish，1983）。

脉冲传输的持续时间比组织热弛豫时间更短，可以限制对目标的热损伤，并将热量传播到相邻组织

的可能性降至最低。大的靶目标的 TRT 比小的靶目标的 TRT 长。因此，根据靶目标的大小对激光能量脉冲的持续时间进行调整，可能对于准确治疗病变、防止对周围组织造成损伤以及最小化瘢痕形成的风险至关重要。

如果"脉冲持续时间"表示组织暴露于光束的时间，则"脉冲延迟"表示两次脉冲之间皮肤和血管内存续的热能需要冷却的时间。

2.4 激光输出功率和光束直径（能量密度）

激光束对组织的影响取决于光束中光子的浓度（即设备输出与光线直径之间的关系）。仪器的光束大小对能量的传输程度与传输速度都很重要。设备光斑（足迹）的大小在光穿透组织中起着重要作用。综合来看，光斑越大，穿透层次越深（Carroll and Humphreys，2006）（图 2.3）。

正如 Keijzer 等（1989 年）所报道的那样，通过更大的光斑覆盖实现了激光更平面的穿透方式和更好的功效。光斑的大小应该根据病变的大小和深度来选择，比如，如果我们需要进行脱毛治疗，那么将能量传输至毛囊球部对毛囊的破坏就至关重要。一般来说，随着光斑尺寸的增加，传输强度也会随之增加。

为了更好地理解各种类型激光器的功能，有必要了解功率、能量和密度等术语的含义。

- 能量以 J（焦耳）为单位，表示脉冲发射期间产生的光子数。
- 功率以 W（瓦特）为单位，表示特定时间单位内发射的光子数。
- 光通量或能量密度以 J/cm^2（焦耳 / 平方厘米）为单位，表示激光束辐射区域内脉冲发射期间产生的光子数。

为了获得光对人体皮肤的恰当的热效应，还需要考虑光所达到的温度对组织造成的损伤。

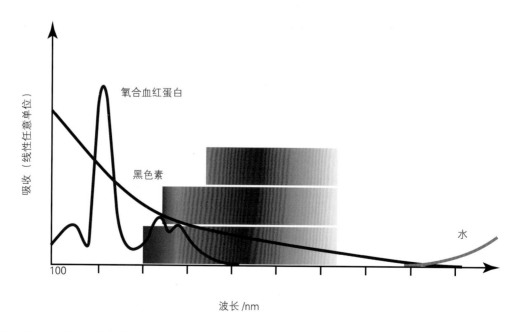

图 2.3 使用滤波器阻挡不需要的波长（Gourtesy of DEKA M.E.L.A.S.r.L.）

参考文献

[1] Anderson RR, Parrish JA. Selective photothermolysis: precise microsurgery by selective absorption of pulsed irradiation. Science. 1983;22:524–527.

[2] Boyce S, Alster TS. CO2 laser treatment of epidermal nevi: long–term success. Dermatol Sure. 2002;28:611–614.

[3] Carroll L, Humphreys TR. LASER–tissue interactions. Clin Dermatol. 2006;24(1):2–7.

[4] Keijzer M, Jacques SL, Prahl SA, et al. Light distributions in artery tissue: Monte Carlo simulations for finite–diameter laser beams. Lasers Sure Med. 1989;9(2):148–154.

[5] Margolis RJ, Dover JS, Polla LL, et al. Visible action spectrum for melanin–specific selective photothermolysis. Lasers Surg Med. 1989;9:389–397.

[6] Patil UA, Dhami LD. Overview of lasers. Indian J Plast Surg. 2008;41(Suppl):S101–S113.

[7] Sebaratnam DF, Lim AC, Lowe PM, et al. Lasers and laser–like devices: part two. Aust J Dermatol. 2014;55:1–14.

3 激光与组织的相互作用

由于取得了令人满意的结果，激光治疗和 IPL 疗法在皮肤科领域取得了非常瞩目的成就（Raulin et al，2003；Tanzi et al，2003；Patil and Dhami，2008）。

在本章中，我们将描述激光和 IPL 与皮肤和黏膜等组织的相互作用。

为了更好地理解光束如何与皮肤和黏膜（如嘴唇）相互作用，必须清楚这些组织是如何组成的。

3.1 皮肤组织病理学

皮肤组织病理学，也被称为皮肤病理学。因为这个领域涉及许多不同类型的细胞，它们之间的相互作用，以及它们正常运转所要确保的重要功能：从光保护到机械屏障，从免疫监视到营养代谢。凡此种种，复杂得令人惊叹。

皮肤起源于外胚层，外胚层是 3 个胚胎小叶之一，代表胚胎最外层的原始生殖层（远端层）。另外两层是中胚层（中间层）和内胚层（近端层）。脊椎动物的外胚层有 3 个部分：外胚层（也被称为浅表外胚层）、神经嵴和神经管。后面两层也被称为神经外胚层。

外胚层产生皮肤表皮及其衍生结构、口腔和直肠的黏膜上皮、感觉表皮受体、角膜和晶体、肾上腺髓质、牙釉质、真皮骨骼，最后形成神经组织——这个过程被称为神经形成。

在人类中，外胚层出现在胚胎发生的第 3 周。在内胚层和胚胎内中胚层形成后，外胚叶成为外胚层，构成胚胎 3 层圆盘中的最后一层。

皮肤通常分为两个独立但功能上相互依赖的层次：表皮和真皮（图 3.1）。皮下脂肪组织虽然严格意义上讲不是皮肤的一部分，但通常由皮肤科医生进行评估，因为通常情况下，它也会参与许多皮肤的病理过程。

表皮主要由以下细胞组成：

- **角质形成细胞（超过 90%）**：其主要功能是形成屏障，防止肌体被环境破坏（即细菌、病毒、真菌、寄生虫破坏，但也包括物理破坏，如热量、紫外线辐射以及水分流失）。

The contents of this book are partially based on the Italian language edition: *"The Usefulness of Dermoscopy in Laser and IPL Treatments"*, Domenico Piccolo, © DEKA M.E.L.A Srl 2012.

D. Piccolo et al., *Quick Guide to Dermoscopy in Laser and IPL Treatments*,
https://doi.org/10.1007/978-3-319-41633-5_3

- **黑素细胞**：它们产生一种主要负责皮肤颜色的黑色素（图3.2）（黑素细胞功能失调将随后导致色素障碍）。黑色素一旦合成，就包含在黑素小体中，黑素小体是一种特殊的细胞器，可以运输到附近的角质形成细胞中，诱导色素沉着。从功能上讲，黑色素可以防止紫外线辐射。黑素细胞在免疫系统中也发挥作用。

- **朗格汉斯细胞**：存在于表皮的所有层次，在棘层最为突出。也见于乳头状真皮层，尤其是血管周围，以及口腔黏膜、包皮和阴道上皮。它们是功能全面的抗原呈递细胞（APC），通过处理微生物抗原来发挥免疫功能。

- **默克尔细胞**（Merkel–Ranvier细胞或触觉上皮细胞）：是一种椭圆形的机械感受器，在脊椎动物的皮肤中发现，对轻触觉的感受至关重要。

图3.1 正常皮肤苏木精伊红染色镜检组织切片（20×）（Courtesy of Dr. Simonetta Battocchio, Pathology Unit, Spedali Civili of Brescia, Brescia, Italy）

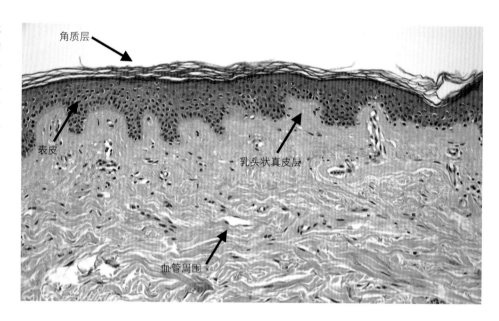

图3.2 含黑色素的基底细胞（箭头，Orcein染色，40×）（Courtesy of Dr. Simonetta Battocchio, Pathology Unit, Spedali Civili of Brescia, Brescia, Italy）

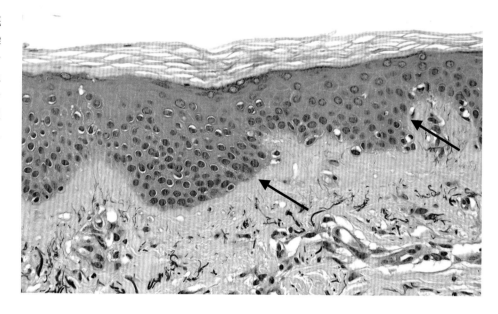

图 3.3 Orcein 染色显示真皮内弹性蛋白的含量（20×）（Courtesy of Dr. Simonetta Battocchio, Pathology Unit, Spedali Civili of Brescia, Brescia, Italy）

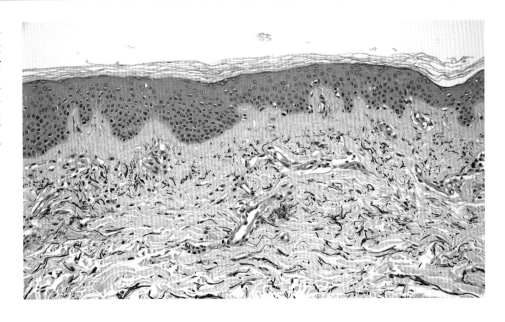

- **托克细胞**（Toker cells）（据推测，约 10% 的个体乳头区可能存在附着 / 腺分化）。
- **无髓轴突**。

表皮显示出一种特殊的结构，在二维切片中可以看到波状的下表面，向下的内陷称为表皮网状嵴，与真皮类似的圆锥形的真皮乳头呈指状交错吻合。

真皮、表皮之间靠真表皮交界区连接，此区由参与多种皮肤病（如天疱疮和类天疱疮）的特殊类型细胞连接组成。真皮是一个复杂的组织，由成纤维细胞、树突状单核细胞和非树突状单核细胞 / 巨噬细胞、肥大细胞以及包裹它们的胶原蛋白与氨基多糖基质组成，真皮内有可以识别的附件、血管结构以及弹性纤维（图 3.3）。

3.2 激光与组织的相互作用：从激光到 IPL

使用脉冲激光进行皮肤外科操作的主要目的是在热损伤最小化的前提下完成皮肤剥脱。这可以通过汽化组织的时间少于热传播所需的时间（时间少于 TRT）来实现。

为了获得即刻的剥脱，激光束的能量必须超过皮肤的汽化阈值，低于该阈值，组织将炭化和坏死。这一考虑是正确使用外科激光的基础：通过高功率和超短脉冲获得最小的热损伤。

根据组织在激光中暴露的程度和时间，这种影响可分为 3 种不同的机制：

- **热效应**，导致温度比正常生理条件适度升高并维持几分钟（温度为 41～44℃），仅适度升高几摄氏度。
- **凝固效应**，在 50～90℃的温度下一次暴露 1s，由于包括胶原蛋白在内的组织蛋白变性，导致组织干燥和收缩。经处理的组织由医疗人员移除（清创），然后开始修复过程。凝固效应可以用来破坏组织和帮助凝血（止血）。

- **汽化效应，** 导致组织中的物质立即汽化消失。在 300℃以上的温度下，组织的不同成分会在相对较短的时间内被消除（十分之几秒）。如果能在很短的时间内达到极高的温度，则有可能在病灶边缘出现非常轻微甚至无坏死的情况下使靶点汽化。这种现象被称为激光烧蚀或激光剥脱，它涉及一种最小的爆炸性的光分解作用。

正如我们在前一章中所描述的，一些波长的光可以被靶目标或靶色基（如黑色素和血红蛋白）选择性吸收。黑色素是由表皮中的黑素细胞产生的，而血红蛋白则包含在真皮浅血管丛毛细血管中的红细胞中（Polla et al，1987）。

这就解释了为什么所有的设备厂商与工程师都将兴趣与精力聚集于精确利用表皮和真皮中的这两种靶分子（Tanzi et al，2003），不断开发干预特定皮肤状况的医疗设备（图 3.4）。

激光治疗和 IPL 治疗已被证明是去除各种良性的色素性病变的最重要和最精准的治疗方法。只有最新一代的基于光的技术才能实现这一目标，这些技术能够通过波长的选择性来限制色素沉着等靶色基的热损伤，并对脉冲持续时间进行优化管理（Fitzpatrick et al，1993；Bukvić Mokos et al，2010）。

图 3.4 不同波长的光束穿透深度（Courtesy of DEKA M.E.L.A.S.r.L.）

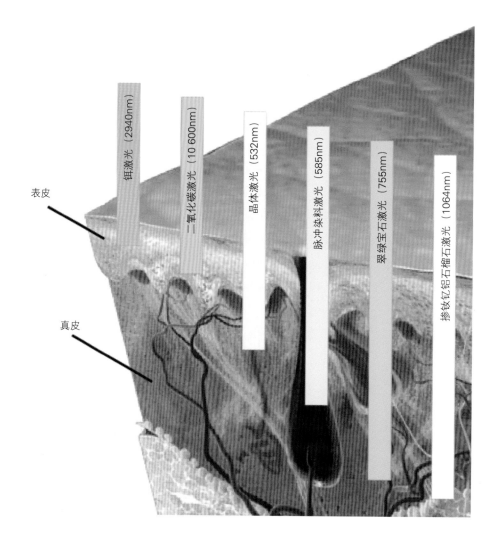

由 Anderson 和 Parrish 首先描述的选择性光热分解理论，通过建立一种以不损伤周围组织为前提的局部组织治疗的模式，彻底改变了激光治疗（Anderson and Parrish，1983）。

黑色素是表皮和真表皮交界区（黑色素的水平分布）的黑素小体中含有的一种物质，是色素性病变的主要治疗靶点。此外，它高度集中在毛囊中，并在黑素细胞痣中呈垂直分布（Polla et al，1987）。

黑色素对紫外线、可见光和近红外光谱均具有广泛而强烈的吸收光谱（Anderson and Parrish，1983）。为了获得对黑色素的选择性光热分解，有必要使用与其他皮肤靶色基（如血红蛋白）相比均优先被黑色素吸收并穿透到所需深度的波长。因此，我们发现，波长为 630 ~ 1100nm 的激光可以在血红蛋白背景中选择性地被黑素小体吸收，同时具有良好的皮肤穿透性。

这一宽谱范围的波长中，理论上任何具有足够能量的激光都可以影响黑色素。然而，目标色素（内源性或外源性色素）的性质、吸收特性、在组织内的分布（细胞内或细胞外）以及在皮肤中的解剖位置（表皮、真皮或全层存在）的差异导致了不同类型激光可以达成不同的效果（Stratigos et al，2000）。

激光治疗良性色素性病变的一个合理而系统的方法是根据色素异常的位置对其进行分类。

良性色素性病变通常分为 3 类：①表皮色素性病变（如日光性黑子、雀斑、咖啡牛奶斑和脂溢性角化病）；②真皮色素性病变（如黑素细胞痣、蓝痣、药物引起的色素沉着、太田痣和伊藤痣）；③混合（表皮 / 皮肤）色素性病变（如贝克尔痣、炎症后色素沉着、黄褐斑和针状痣）。

在目前的实践中，有几种激光器可以专门针对色素性病变，它们分为 3 类：①绿光激光器（如 510nm 脉冲染料激光、532nm 倍频 Nd:YAG 激光）；②红光激光器（如 694nm 红宝石激光、755nm 紫翠宝石激光）；③近红外激光器（如 1064nm Nd:YAG 激光）。

绿光激光器发射的光束可以为脉冲或连续波形。红光激光器分为短脉冲和长脉冲系统。目前色素治疗中可用的近红外激光器是短脉冲激光器。较短波长（< 600nm）的需要相对较少的能量通量，而较长波长的需要较高的能量通量才能产生有效的光热反应（Margolis et al，1989）。因此，绿光激光在治疗表皮色素性病变方面更为有效，这是因为绿光激光穿透皮肤层次更浅，并且对黑素小体产生不可逆的热损伤所需的能量相对较少（Fitzpatrick et al，1993；Patel，1998；Hamilton，2004）。

相比之下，波长更长的红光和近红外激光治疗深层皮肤黑素小体更具优势（Bukvić Mokos et al，2010）。

为了实现对黑色素的选择性破坏，脉冲持续时间（脉宽）是一个基本参数。脉冲持续时间的选择主要取决于目标的大小及其热弛豫时间（TRT）。通常，最佳脉宽应小于预期目标结构的 TRT。这确保了能量仅传递给靶病变中的黑色素，而没有足够的时间延伸到周围组织（Castanet and Orton，1997）。

黑素小体的热弛豫时间大多为 250 ~ 1000ns，这取决于它们的大小，黑素小体需要亚微秒激光脉冲才能选择性爆破。因此，可使用脉冲持续时间为 40 ~ 750ns 的短脉冲激光。而毫秒级的脉宽不会对黑素小体造成特定损伤，因为脉宽远超黑素小体的热弛豫时间，热能被传导至相邻结构，而不会提供爆破色素的预期结果，反而会对周围组织造成严重的热损伤（Vejjabhinanta et al，2010）。然而，在许多色素性病变中，黑素小体和黑素细胞聚集得如此紧密，以至于它们整体体积增大；在这种情况下，即使是毫秒级的脉宽，一些特定波长的激光也能帮助清除色素性病变（Patil and Dhami，2008）。

根据文献显示，临床已引入亚纳秒级（飞秒和皮秒）脉宽激光器，试图在对周围组织损伤更小的情况下实现更有效的色素破坏，但其结果仍有争议（Stratigos et al，2000；Kasai，2017）。

译者按：截至译者翻译到本章节时，市场上被成熟应用的皮秒级脉宽的激光器已经不胜枚举，其中最负盛名的是：赛诺龙公司生产的 PICOWAY，波长为 532/730/1064nm，脉宽 250～750ps；赛诺秀公司生产的 PICOSURE，波长为 755nm，脉宽 950ps。PICOWAY 有 715nm 手具与 785nm 手具在国际市场上通用，但尚未获得 NMAP 的认可。

考虑到上述因素，目前最常用于治疗良性色素性病变的激光器是短脉冲激光器，即 Q 开关（QS）激光器（纳秒和皮秒激光器），它们同时具有光热效应和光机械效应（有些学术文献中也将其称作"光声效应"）（Watanabe et al，1987）。目前临床上可使用 4 种类型的短脉冲 QS 激光器：QS 红宝石激光器（694nm，25～40ns），QS 激光器（755nm，50～100ns），QS Nd:YAG 激光器（1064nm，5～10ns），倍频 Nd:YAG 激光器（532nm，5～10ns）。

浅表病变更适合应用较短波长的激光（532nm QS Nd:YAG 激光，QS ruby）（Taylor et al，1993）。对于色素在真皮中沉积较深的病变和较深的皮肤类型（Ⅲ～Ⅳ），有必要选择更长的波长，这种情况下，1064nm 的 QS Nd:YAG 激光成为较为理想的选择（Taylor and Anderson，1993）。

这些激光破坏黑素小体的机制是，高强度短脉冲可见光辐射的热限制通过热膨胀产生声波，引起细胞的机械损伤（Ara et al，1990）。激光诱导黑素小体破坏后的组织修复表明，最初可能出现短暂性皮肤色素脱失，随后几周后又重新着色（Fitzpatrick et al，1993）。

其他色素性疾病专用激光光源，如氩（488nm 和 514nm）、氪（520～530nm）和铜蒸气（511nm），也可以在经验丰富的操作员人手中达成不错的效果（Apfelberg et al，1979；Dinehart et al，1993；Skobelkin et al，1989；Patel，1998）。

然而，由于与 QS 激光器相比，这些激光器副作用的发生率更高，所以近年来它们的使用受到了限制。特别是，这些激光器以连续或准连续波形模式工作。因此，尽管它们选择性地以黑色素为靶点，但热损伤并不局限于靶点，而是不断向周围组织中传导，从而增加色素减退和瘢痕形成的风险（Apfelberg et al，1981）。此外，由于波长较短，这些激光无法深入真皮，因此对于较深的色素性皮肤病变没有良好的效果。

此外，二氧化碳激光（CO_2 激光，10 600nm）和铒激光（Er:YAG 激光，2940nm）等以皮肤中的水为靶色基的烧蚀剥脱性激光，也可以用来治疗表面色素性病变，尤其是较厚和角化过度的色素性病变，如脂溢性角化病和对"Q 开关"激光产生治疗瓶颈的咖啡牛奶斑（Patil and Dhami 2008；Hamilton 2004；Boyce and Alster 2002）。这些设备通过剥离表皮从而损坏色素来发挥作用。此外，据报道，剥脱性激光在去除皮肤色素痣方面非常有效（Hammes et al，2008；Sardana，2013）。特别是，由于恶性转化的风险较低，磨削并以 CO_2 激光修整创面是一种公认有效的临床实践（Sebaratnam et al，2014）。尽管使用激光剥脱消融可以取得良好的美容效果，但该激光对组织非选择性的破坏可能导致治疗后红斑、感染以及可能的色素和结构/纹理变化。然而，由于组织的加热可以被更好地控制，使用最新的超短脉冲系统可以将这些并发症的风险降至最低（Boyce and Alster，2002）。事实上，超脉冲装置不是产生连续波，而是产生高能和超短激光脉冲，确保目标组织的 TRT 不被超过。这使得医生能够更准确地去除病灶的同时，将炭化和热损伤的可能性降至最低。

CO_2 激光器（二氧化碳激光器）被广泛用于皮肤科实践，TRT（如前所述，生物结构损失 50% 热量所需的时间）在激光设置中至关重要。如果激光脉冲持续时间小于 TRT，激光能量仍"滞留"在受照射的组织内，温度的强烈升高和相关的热损伤将位于该区域，而周围组织几乎不会受热；如果激光照射时间更长，热量将在组织内扩散，造成不必要的影响和令人不愉快的瘢痕（Watanabe et al，1987）。

参考文献

[1] Anderson RR, Parrish JA. Selective photothermolysis: precise microsurgery by selective absorption of pulsed irradiation. Science. 1983;22:524–527.

[2] Apfelberg DB, Maser MR, Lash H. Extended clinical use of the argon laser for cutaneous lesions. Arch Dermatol. 1979;115:719–721.

[3] Apfelberg DB, Maser MR, Lash H, et al. The argon laser for cutaneous lesions. JAMA. 1981;245:2073.

[4] Ara G, Anderson RR, Mandel KG, et al. Irradiation of pigmented melanoma cells with high intensity pulsed radiation generates acoustic waves and kills cells. Lasers Surg Med. 1990;10:52–59.

[5] Boyce S, Alster TS. CO2 laser treatment of epidermal nevi: long–term success. Dermatol Surg. 2002;28:611–614.

[6] Bukvić Mokos Z, Lipozenčić J, Ceović R, et al. Laser therapy of pigmented lesions: pro and contra. Acta Dermatovenerol Croat. 2010;18:185–189.

[7] Castanet J, Ortonne JP. Pigmentary changes in aged and photoaged skin. Arch Dermatol. 1997;133:1296–1299.

[8] Dinehart SM, Waner M, Flock S. The copper vapor laser for treatment of cutaneous vascular and pigmented lesions. J Dermatol Surg Oncol. 1993;19:370–375.

[9] Fitzpatrick RE, Goldman MP, Ruiz–Hsparza J. Laser treatment of benign pigmented epidermal lesions usually a 300 nsec pulse and 510 nm wavelength. J Dermatol Surg Oncol. 1993;9:341–347.

[10] Hamilton MM. Laser treatment of pigmented and vascular lesions in the office. Facial Plast Surg. 2004;20:63–69.

[11] Hammes S, Raulin C, Karsai S, et al. Treating papillomatosis intradermal nevi: lasers–yes or no? A prospective study. Hautarzt. 2008;59:101–107.

[12] Kasai K. Picosecond laser treatment for tattoos and benign cutaneous pigmented lesions (Secondary publication). Laser Ther. 2017;26:274–281.

[13] Margolis RJ, Dover JS, Polla LL, et al. Visible action spectrum for melanin–specific selective photothermolysis. Lasers Surg Med. 1989;9(4):389–397.

[14] Patel BC. The krypton yellow–green laser for the treatment of facial vascular and pigmented lesions. Semin Ophthalmol. 1998;13:158–170.

[15] Patil UA, Dhami LD. Overview of lasers. Indian J Plast Surg. 2008;41(Suppl):S101–S113.

[16] Polla LL, Margolis RJ, Dover JS, et al. Melanosomes are a primary target of Q–switched ruby laser irradiation in guinea pig skin. J Invest Dermatol. 1987;89:281–286.

[17] Raulin C, Greve B, Grema H. IPL technology: a review. Lasers Surg Med. 2003;32:78–87.

[18] Sardana K. The science, reality, and ethics of treating common acquired melanocytic nevi (moles) with lasers. J Cutan Aesthet Surg. 2013;6:27.

[19] Sebaratnam DF, Lim AC, Lowe PM, et al. Lasers and laser–like devices: part two. Aust J Dermatol. 2014;55:1–14.

[20] Skobelkin OK, Danilin NA, Bogdanov SE, et al. Treatment of pigmented skin lesions with argon laser irradiation. Khirurgiia (Mosk). 1989;91–93.

[21] Stratigos AJ, Dover JS, Arndt KA. Laser treatment of pigmented lesions––2000: how far have we gone? Arch Dermatol. 2000;136:915–921.

[22] Tanzi EL, Lupton JR, Alster TS. Lasers in dermatology: four decades of progress. J Am Acad Dermatol. 2003;49:1–31.

[23] Taylor CR, Anderson RR. Treatment of benign pigmented epidermal lesions by Q– switched ruby laser. Int J Dermatol. 1993;32:908–912.

[24] Vejjabhinanta V, Elsa ML, Patel SS, Patel A, Caperton C, Nouri K. Comparison of short– pulsed and long–pulsed nm lasers in the removal of freckles. Lasers Med Sci. 2010;25:901–906.

[25] Watanabe S, Flotte T, Margolis R. The effects of pulse duration on selective pigmented cell injury by dye lasers. J Invest Dermatol. 1987;88:523.

4　本研究中使用的激光器

如前言所述，本书中的所有病例从 2001 年起都在我们的"皮肤中心"接受了激光或 IPL 治疗，涉及Ⅱ型或Ⅲ型皮肤类型（根据 Fitzpatrick 的分类量表分类）的意大利患者。

在本章中，我们仅简要描述了我们使用的激光器类型。

4.1　二氧化碳激光器

二氧化碳激光器（CO_2 激光器）是最早发明的气体激光器模型之一（1964 年，由 Bell 实验室的 Kumar Patel 发明），是当今医疗和工业领域应用最广泛的激光器之一。

CO_2 激光器是当今最强大的连续波激光器，也是效率最高的激光器之一：泵浦功率与激光功率之比可达 20%（IUPAC n.d.）。

这种激光器发出一束红外光，其主要波长集中在 $9.4 \sim 10.6 \mu m$。由于 CO_2 激光器在红外波长下工作，在该波长下玻璃不再透明，因此需要特殊材料来制造激光透镜。通常，反射镜会涂覆硅或钼，而透镜和出射窗由锗制成；为了能够允许应用更高的功率，可使用黄金镜面和窗口，以及硒化锌透镜。从历史上看，激光窗口和镜片都不含无机盐（正常的氯化钠和氯化钾）；虽然这种材料很便宜，但这些镜片和窗口随着大气湿度的增加会慢慢老化。

最简单形式的 CO_2 激光器由气体放电管（填充有类似于上述混合物的混合物）组成，其一端具有全反射镜，出口端具有输出耦合器（通常是涂有硒化锌的半反射镜）。输出耦合器反射镜的反射率通常为 5% ~ 15%。对于高功率的设备，激光输出可以具有特定的耦合（边缘耦合），以减少加热光学器件的问题。

CO_2 激光器的设计功率范围从几毫瓦至几百千瓦（kW）。通过旋转镜或电光开关，在这些激光器中引入 Q 开关装置，也非常容易地使其能够产生高达千兆瓦（GW）的单功率脉冲。

由于在这些器件中引起激光效应的状态转变涉及线性三原子分子的振动平移带，因此可以从激光谐振器腔中的调谐元件中选择 P 和 R 带的旋转结构：该元件通常是衍射光栅，因为在 CO_2 激光器的红外波段中，透明材料通常具有相当高的损耗。通过旋转衍射光栅，可以选择振动转变的特定旋转线。使

The contents of this book are partially based on the Italian language edition: *"The Usefulness of Dermoscopy in Laser and IPL Treatments"*, Domenico Piccolo, © DEKA M.E.L.A Srl 2012.

© Springer Nature Switzerland AG 2020

D. Piccolo et al., *Quick Guide to Dermoscopy in Laser and IPL Treatments*,

https://doi.org/10.1007/978-3-319-41633-5_4

用校准器可以获得最佳频率选择。因此，由于同位素替代，你可以在 $880\sim1090cm$ 的范围内随意选择 1 个间隔 $1cm^{-1}$（30GHz）的"梳状滤波器"。然而，这些"微调"的 CO_2 激光器最终都基于上述理论和研究兴趣。

由于水的吸收，足够强的辐射导致组织蒸发，组织穿透力限制在 $50\mu m$ 左右。

这种特性，加上脉冲的正确管理，允许在连续通道中以极高的精度进行组织汽化，直到达到临床终点。

因此，CO_2 激光是激光皮肤手术的首选，用于去除多种皮肤损伤，如色素性黑素细胞和非黑素细胞损伤、病毒性损伤（疣、尖锐湿疣、感染性软体动物）、浅表非黑素瘤性皮肤癌（光化性角化病、浅表基底细胞癌、Bowen 病）和黏膜损伤（黏液囊肿、生殖器损伤、白斑、乳头状瘤）（Boyce and Alster，2002；Patil and Dhami，2008）（图 4.1）。

图 4.1 CO_2 激光装置（Courtesy of DEKA M.E.L.A.S.r.L.）

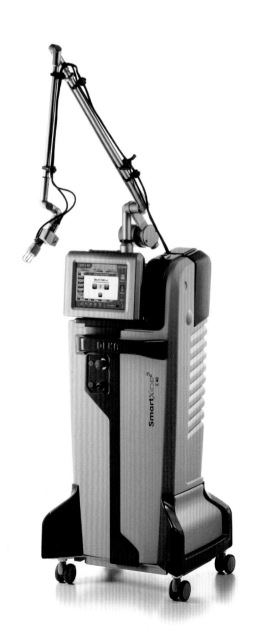

4.2　CO_2 点阵激光焕肤

最新一代点阵 CO_2 激光器是一种用于美容医学和皮肤科的创新和独家手术激光器，它首次引入 CO_2 激光与射频（RF）的联合作用，以解决多种皮肤问题。点阵激光的作用是破坏非常小的深度组织，但同时使皮肤在表面不受损伤（图 4.2）。CO_2 点阵激光与 RF 的联合作用（以其传热原理而闻名）使得术

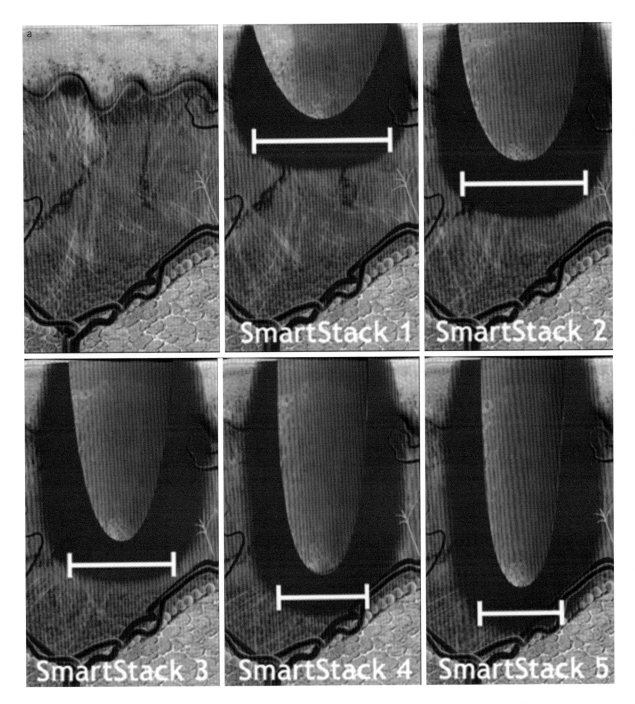

图 4.2　**a.** CO_2 点阵激光和 RF 及其工作原理。**b.** 该设备的工作手具。**c.** 能量如何与皮肤相互作用（Courtesy of DEKA M.E.L.A.S.r.L.）

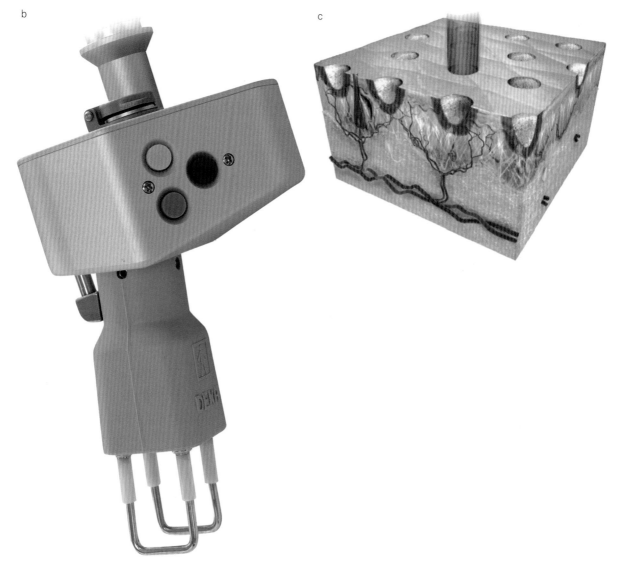

图 4.2 （续）

后 5 天已经可以看到明显的皮肤紧致与提拉效果，甚至可以更有效地焕新浅层皮肤。该原理基于激光束平滑皮肤、扩张毛细血管的能力，并提供了一种在表皮内传播射频的方法。由于其血管收缩作用，射频可恢复皮肤的色调和紧致度，从而显著缩短愈合时间，并减少激光可能产生的副作用，如发红和水肿。RF 电磁波通过刺激弹性蛋白和透明质酸的产生，提高成纤维细胞膜钠钾泵的活性。同时 RF 会使不同深度的胶原蛋白纤维产生不同程度的收缩，因而具有提拉作用。

　　它是一种理想的微剥脱激光，用于治疗光损伤、面部深层皱纹、浅表色素性疾病、痤疮瘢痕、良性色素性病变，眼周微创提升，面部紧致，以及治疗面部、眼窝、颈部和手部等极其薄弱的区域。治疗持续约 20min，建议在激光治疗后的几周内对治疗部位进行适当的防晒。在出现 3～7 天的红斑和不同程度的肿胀后，患者可以恢复日常社交活动，即使仅进行一次治疗，在治疗后约 1 个月，也会看到不错的治疗效果。

4.3　CO_2 激光器和双极射频：创新组合

CO_2 和 RF 的同时发射结合了表皮凝固和皮肤变性效应，从而实现深层重塑。

CO_2 激光系统的发展以及新的、更复杂的操作技术使得外科激光的潜在应用显著增加，从表面焕肤治疗（剥脱和点阵）到许多皮肤病病变的高精度汽化，也包括在非常精细的区域，如眼轮廓、外耳以及黏膜和近黏膜区域的治疗。

创新的 CO_2 激光设备的引入，将 CO_2 点阵激光与双极 RF 同时结合，确保了操作参数的最大灵活性，并完美适应各种治疗和皮肤类型。

这种激光与射频结合的操作系统从两个能量源产生具有特定脉冲持续时间和形式的特殊能量发射，从而使其能量高效传输。此外，RF 电极的特定波形与激光发射兼容，并允许在组织上均匀工作。

CO_2 激光使乳头状真皮充血（流向身体不同组织的血流增加），从而导致温度升高和相对组织阻抗降低。同时，手具的特殊发射允许射频电流通过血管，并增加所给能量：因此射频能量得以从表层以更均匀的方式传递到深层。

该装置具有几个操作参数：

- 功率（通常为 40W、60W 或 80W）。
- 双极 RF（插入了发射双极 RF 的特殊隔离物，以在皮肤上产生深度和局部作用的选择性加热）。
- 脉冲数［通常可以在 1 和 5 之间的相同位置（DOT）执行多个连续脉冲］。
- 脉冲的时间和形状（提供可变脉冲持续时间、能量和峰值功率，允许用户解决从皮肤科到妇科、外科，以及不同皮肤类型的不同应用领域的任何特定治疗条件，以获得优异的效果）。
- DOT 之间的距离（选择形状和大小，以及基于处理区域的点间距）。

4.4　长脉冲 1064nm Nd:YAG 激光器

Nd:YAG 激光器是使用掺钕钇铝（YAG）晶体作为活性激光介质（Nd:Y3Al5O12）的固态激光器。在 YAG 的网状结构中，钕以钇的替代物部分取代了钇，成为 3 价阳离子。混合物中的钕含量约为 1%。1964 年，在 Bell 实验室（New Tersey，United states）进行了第一台 Nd:YAG 激光器的演示。

这种激光器通常发射波长为 1064nm 的红外线，但也有到 940nm、1120nm、1320nm 和 1440nm 的跃迁。Nd:YAG 激光器可以连续工作，也可以脉冲工作；在后一种模式中，它们通常用于 Q 开关，即在谐振腔中插入光学开关，该谐振腔保持闭合，直到晶体达到最大总体反转，此时开口允许激光器卸载单个非常高功率的脉冲。以这种方式，可以达到 20MW 的输出光功率和小于 10ns 的脉冲持续时间。

Nd:YAG 主要吸收 730 ~ 760nm 和 790 ~ 820nm 波段。因此，最好的激发是由氪频闪灯提供的，而不是普通的氙灯。

材料中掺钕的量根据其用途而变化：连续波激光器需要弱得多的掺杂，而设计用于脉冲工作的激光器需要更多的掺杂才能具有可接受的性能。用于连续波的 Nd:YAG 棒，弱掺杂，视觉上可以识别为颜色较浅，几乎是白色，而高掺杂的棒呈粉紫色。

掺杂有钕的其他激光材料是 YLF（钇和氟化锂，1047nm 和 1053nm）、YVO4（正钒酸钇，1064nm）和玻璃。根据所需的机械、光学和热特性选择特定的主体材料：所有这些变体都是固态激光器。专门的预稳定 Nd:YAG 激光器（PSL）对于引力波干涉仪 LIGO、VIRGO、GEO600 和 TAMA 的主光束非常有用。

Nd:YAG 激光器通过频闪灯或激光二极管进行光学泵浦。它们是最常见的激光类型之一，在医学上有广泛的用途。例如，眼科医生在眼科手术中使用 Nd:YAG 激光来矫正后囊膜混浊（继发性白内障的囊切开术干预）：实质上，支撑人工晶状体的囊膜变得透明，天然晶状体已被替换。也可使用窄角和开角闭合治疗青光眼患者（如果他们不再对滴眼剂的药物治疗有反应）：在这两种治疗中，眼压都会降低。双频 Nd:YAG 激光（532nm）也被用于治疗糖尿病性视网膜病变患者的泛视网膜光凝，而不是用氩激光。

牙医还将这些激光用于口腔软组织手术：牙龈切除术、牙周沟引流术、系带切除术、活检和移植物供体部位的凝固。

在物理治疗中，这种激光用于康复，作为治疗瘢痕的物理治疗，而在胸腔内镜中，Nd:YAG 激光用于内镜治疗良性和恶性气管和支气管狭窄，无论是否放置支架。

在皮肤科，Nd:YAG 激光逐渐应用于脱毛治疗。此外，Nd:YAG 系统的特殊波长及其对血红蛋白的有效吸收，甚至可以到达直径为 1.5 ~ 2mm 的深血管。下肢毛细血管扩张的治疗与面部毛细血管扩张相比困难许多，因为扩张血管位于不同的深度并呈现不同的血流动力学特征。由于血管立即收缩并伴有轻度红斑和烧灼感，效果立即可见。如果激光装置具有冷却系统，则可以避免这种烧灼不适（Piccolo et al，2016）。

在下肢层面，所有激光治疗（主要用于脱毛和血管损伤）的目标都是击中位于表皮下方的目标。在这些情况下，由于与皮肤接触的所有手具的冷却系统可以避免表皮温度的过度升高，这防止了副作用并减少了热感。

4.5 Q 开关（QS）Nd:YAG 激光器

Gordon Gould 于 1958 年首次提出（R.W.Hellwarth 和 F.J.McClung 于 1961 年和 1962 年独立发现并证明）可在红宝石激光器中使用 Kerr 细胞作为快门，Q 开关激光装置代表了一种激光可以产生脉冲输出光束的技术。这种技术允许产生具有极高峰值功率（千兆瓦）的光脉冲，如果激光器连续工作，其峰值功率远高于激光器本身产生的峰值功率（Nishizawa，2009）。

Q 开关激光系统通常用于两个波长：1064nm 和 532nm。这种激光代表了完全去除文身和良性色素障碍的"金标准"治疗方法，因为它会破坏色素而不会留下瘢痕或永久性色素减退。

与磨皮术和手术切除术不同，激光治疗利用了选择性光热分解的原理，只去除文身墨水中的色素，同时保护周围皮肤的解剖完整性。

为了良好地去除文身，激光系统提供了两种波长的选择：1064nm 用于去除蓝黑色素，532nm 用于去除红色色素（Ross et al，1998）。

对于良性色素性疾病的治疗，激光系统选择性地使用 1064nm 波长用于治疗真皮最深处的色素，532nm 波长用于去除更浅层的色素。

为了将文身色素和黑色素的脉冲时间控制在 TRT 内，激光系统只允许发射纳秒（ns）脉冲。利用该脉冲模式，获得了对颜料的 3 种不同效果（图 4.3）。

由于热的快速累积，光机械效应导致颜料快速破碎。在有良性色素性病变的情况下，这种快速扩张诱导黑素细胞的溶解，这导致最深层的色素通过吞噬细胞被清除，而最浅层的色素通过表皮被清除（Kilmer and Garden，2000）（图 4.4）。

此外，激光有可能在文身上产生光化学效应，通过改变其光学特性，从而使其不太可见，导致色素发生热解变化。随后可以在碎片墨水颗粒周围观察到真皮纤维化过程，从而导致其呈现光学模糊的状态。

图 4.3　QS 激光器治疗的示意图说明（Courtesy of DEKA M.E.L.A.S.r.L.）

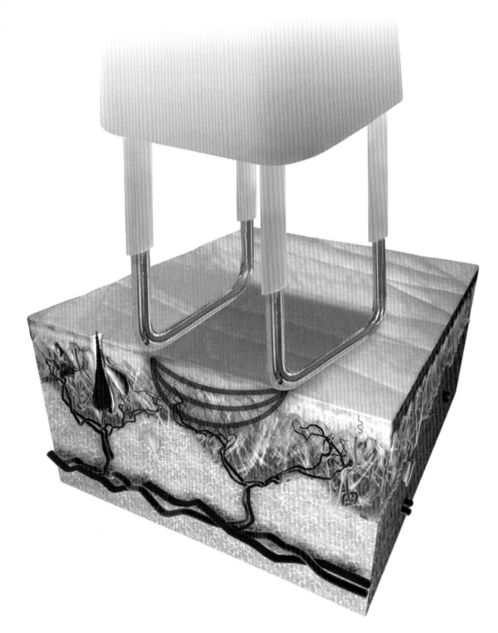

图 4.4 QS 激光：文身去除应用示例（Courtesy of Dr. Domenico Piccolo, Skin Center Avezzano, Italy）

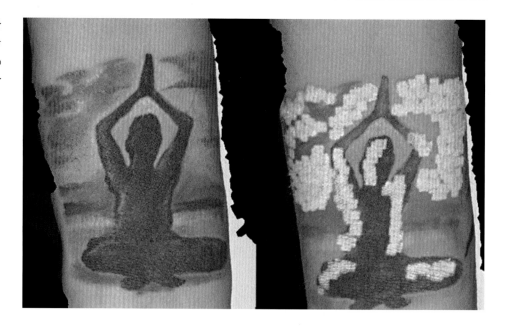

4.6　染料激光

1966 年，P.P.Sorokin 和 F.P.Schäfer（及其同事）独立发现了染料激光（Magyar，1974）。

染料激光是一种用于治疗所有红色皮肤美容问题的选择性激光，因为它只作用于该类型的色素。染料激光器是一种使用有机染料作为激光介质的激光器，通常是液体溶液。与气体和大多数固态激光装置相比，染料激光器通常可使用更宽的波长范围，通常为 50～100nm 或更大。治疗几乎无痛，几个月后效果明显（Faurschou et al，2009）。

由于其选择性，它可以治疗所有的红色损美性皮肤疾病，尤其适用于治疗下列情况：

- 毛细血管（毛细血管扩张）。
- 红血丝和酒渣鼻。
- 血管瘤（扁平状血管瘤、星形血管瘤、暗红色血管瘤）。
- 炎症期间的瘢痕。
- 红斑病。
- 毛细血管扩张。
- Civatte 皮肤异色病（一种发生在面、颈、前胸部的红褐色或古铜色的色素斑）。
- 炎症期妊娠纹。

参考文献

[1] Boyce S, Alster TS. CO2 laser treatment of epidermal nevi: long–term success. Dermatol Surg. 2002;28:611–614.

[2] Faurschou A, Togsverd–Bo K, Zachariae C, et al. Pulsed dye laser vs. intense pulsed light for port–wine stains: a randomized side–

by-side trial with blinded response evaluation. Br J Dermatol. 2009;160:359–364.

[3] IUPAC. Gold Book, carbon dioxide laser (CO2 laser). n.d. http://goldbook.iupac.org/.Kilmer SL, Garden JM. Laser treatment of pigmented lesions and tattoos. Semin Cutan Med Surg. 2000;19(4):232–244.

[4] Magyar G. Dye lasers——a classified bibliography 1966–1972. Appl Opt. 1974;13(1):25–45.

[5] Nishizawa J. Extension of frequencies from maser to laser. How the laser evolved and was extended to terahertz during my research life: a personal review. Proc Jpn Acad Ser B Phys Biol Sci. 2009;85(10):454–465.

[6] Patil UA, Dhami LD. Overview of lasers. Indian J Plast Surg. 2008;41(Suppl):S101–S113.

[7] Piccolo D, Crisman G, Kostaki D, et al. Rhodamine intense pulsed light versus conventional intense pulsed light for facial telangiectasias. J Cosmet Laser Ther. 2016;18(2):80–5. https://doi.org/10.3109/14764172.2015.1114641.

[8] Ross V, Naseef G, Lin G, et al. Comparison of responses of tattoos to picosecond and nanosecond Q-switched neodymium: YAG lasers. Arch Dermatol. 1998;134(2):167–171.

5 非相干光源：IPL 和 PDT 的基本原理

5.1 强脉冲光

　　强脉冲光（IPL）是一种发射多色非相干光的装置，波长通常在 400～1200nm 范围内。借助于可转换的"截断"滤波器，确保所需波长，并与脉冲持续时间、脉冲序列、脉冲延迟时间和通量的广泛可能组合相关，IPL 装置为多种皮肤病提供了替代治疗选择（Piccolo，2012）。使用 IPL 可以有效、安全地治疗皮肤色素性疾病，尤其是日光性雀斑和弥漫性色素失调（Moreno Arias and Ferrando，2001；Kawada et al，2002；Raulin et al，2003）以及脱毛和血管病变（Babilas et al，2007；Piccolo et al，2016）（图 5.1）。

　　为了避免能量损失，在每次治疗之前，必须在皮肤和手具之间涂上一层薄薄的透明凝胶（如用于

图 5.1　强脉冲光（IPL）在光束发射方面与激光之间的差异简图（Courtesy of DEKA M.E.L.A.S.r.L.）

强脉冲光　　　　　　　　　　激光

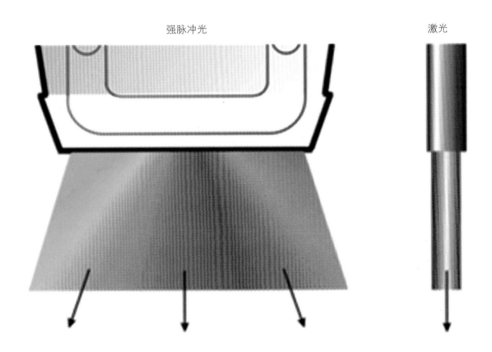

The contents of this book are partially based on the Italian language edition: *"The Usefulness of Dermoscopy in Laser and IPL Treatments"*, Domenico Piccolo, © DEKA M.E.L.A Srl 2012.

© Springer Nature Switzerland AG 2020

D. Piccolo et al., *Quick Guide to Dermoscopy in Laser and IPL Treatments*,

https://doi.org/10.1007/978-3-319-41633-5_5

超声扫描的凝胶)。

由于某些 IPL 设备（如我们的皮肤中心使用的设备）的机头中内置了皮肤冷却设备，即使疼痛取决于治疗区域和治疗类型，患者似乎也不会感到疼痛（Piccolo et al，2014）。

疗程间隔可以设置为血管治疗和嫩肤治疗后间隔 2~3 周，以及脱毛后间隔 1~2 个月。治疗的次数取决于要治疗的病理情况或缺陷。IPL 的随机临床研究表明，多项临床指标，如面部毛细血管扩张症、蜘蛛痣、色素沉着症、黄褐斑、多毛症和皱纹等，都在 IPL 疗程中逐渐得到显著改善。

选择性光热分解（毛发中黑色素的吸收）导致毛囊的热破坏，而不会损害周围组织（Anderson and Parrish，1983）。脉冲光以无创的方式刺激成纤维细胞，诱导产生新的胶原纤维，从而缓解皱纹。

由于选择性光热分解和不同滤波片的选择，这种装置还可以破坏表皮深层的黑色素，减少色素沉着，改善皮肤纹理。此外，IPL 在治疗浅表良性色素性病变中的作用机制被认为是由加热诱导的角质形成细胞快速分化的结果。这一过程导致黑素小体和坏死角质形成细胞向上转移，使黑素小体在表皮通过的同时被清除（Yamashita et al，2006）（图 5.2）。

根据文献报告，尽管 IPL 的使用和有效性与操作者的经验密切相关，但 IPL 仍表现出较高的疗效率、最小的不适感（轻微的灼烧感和轻微的红斑是最常见的副作用，可在 24~96h 自行消退）、快速的治疗和较短的恢复时间，在包括非黑素瘤性皮肤癌（NMSC）在内的多种皮肤病治疗中具有优异的美容和治疗效果（Piccolo and Kostaki，2018）。

因此，IPL 是一种通用的工具，它相对来说较为无痛，可以提供快速的治疗和较短的恢复时间，并具有良好的美容效果，是皮肤科实践中的有效和宝贵的"盟友"。

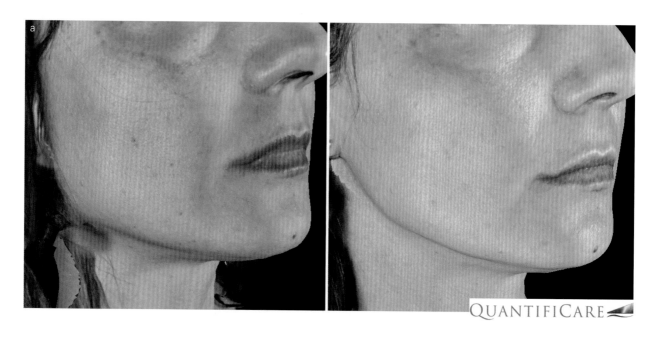

图 5.2 a ~ c. 经过 4 次 IPL 治疗前后年轻女性面部色素沉着的临床表现比较。已经达成了一个极好的结果（Courtesy of Dr. Domenico Piccolo，Skin Center Avezzano，Italy）

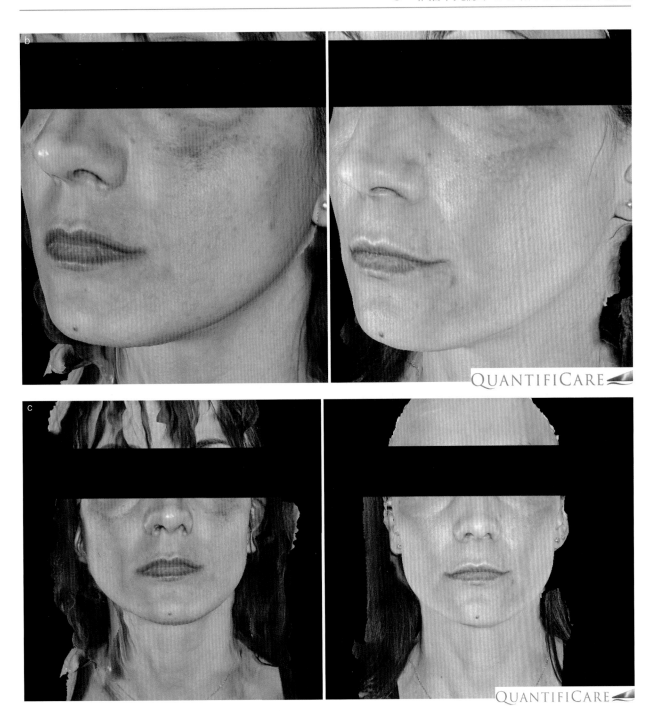

图 5.2 （续）

5.2 光动力疗法（PDT）

光动力疗法是非黑素瘤性皮肤癌（NMSC）和癌前病变［如光化性角化病（AK）］的一种治疗选择，包括局部施用光敏产品和适于激活该产品的光源的顺序使用。在含氧组织存在的情况下，随着氧自由基的产生和随后的细胞死亡，会发生光动力反应。用于皮肤 PDT 的光敏剂必须是对人体无毒的分子，小到可以穿透皮肤，并且能够在健康细胞和疾病或肿瘤细胞之间进行选择。5- 氨基酮戊酸（5-ALA）已被证明具有这些特征，因此是 PDT 中最常用的光敏剂分子（Bernstein et al，1990；Downs et al，2009）。

光代表激活药物所需的能量，在本例中为原卟啉IX（PpIX）。被照射的光不能产生生物效应，比如在激光治疗中，光本身会破坏细胞。这只是触发光化学反应并激活 PpIX 的问题。为了检查 5-ALA 是否已渗透，以及是否已在肿瘤细胞内转化为 PpIX，临床医生用伍氏灯（黑光）照亮该区域：如果出现暗红色，则说明反应已发生。

在任何 PDT 治疗之前，患者暂停服用潜在的光敏药物是很重要的。此外，为了增加 5-ALA 的吸收，通常需要对要治疗的病变做一些预处理（例如，如果病变被硬皮覆盖，则必须将其切除，甚至使用 CO_2 激光，在这种情况下也是一个很好的选择）。

5-ALA 是一种不稳定的酸，因此必须在施用前或最多前一天制备。然后将 5% ~ 20% 的 5-ALA 乳膏涂抹在病变处。然后将封闭敷料放置在聚苯乙烯层上，一方面改善待治疗病变中光敏剂的吸收，另一方面也是因为光的照入可以使 5-ALA 部分地失活，因此需要良好封闭。

这之后，需要等待 5-ALA 的完全穿透，根据病变的厚度估计时间为 3 ~ 12h。对于炎症性疾病和嫩肤治疗，施用时间降至 1.5h（Kim et al，2005；Moloney and Collins，2007；Kohl et al，2017）。

5.3 IPL 和 PDT 之间的相互作用

通过研究光嫩肤过程，几位研究者描述了患者出现的相关 AK 的出乎意料的高清除率。Ruiz Rodriguez 等（2002）在 3 个月的随访中获得了 87% 的 AK 清除率，ALA-PDT 和 IPL 联合用于 17 名患者的 AK 和光损伤治疗。类似地，Avram 和 Goldman（2004）也使用 IPL 装置治疗了 17 名 ALA-PDT 光损伤和 AK 患者，IPL 治疗取得了 69% 的 AK 清除率。这两项研究在皮肤结构、皱纹、色素变化和毛细血管扩张方面，观察到了治疗皮肤区域的光嫩肤效果。

IPL 和 PDT 治疗 AK 的可能的协同作用问题已在众多比较研究中得到解决。Gold 等（2006）进行了一项使用 ALA-IPL 与单独使用 IPL 进行嫩肤治疗的对比研究，并显示在间隔 1 个月的 3 个疗程后，短接触（30 ~ 60min）ALA-PDT 较单独使用 IPL 对 AK 的清除率增加（78% vs 53.6%）。此外，观察到几个光老化参数的改善。

由于其较大的光斑尺寸，IPL 允许在更短的时间内治疗不同解剖区域的多个病变。通过合适的滤波片和特定的程序，可以使用 IPL 作为光源来激活 5- 氨基酮戊酸。触发光动力疗法能够治疗所有浅表上皮肿瘤，如光化性角化病和基底细胞癌（Hasegawa et al，2010；Haddad et al，2011）。

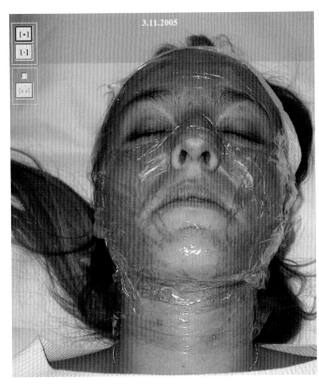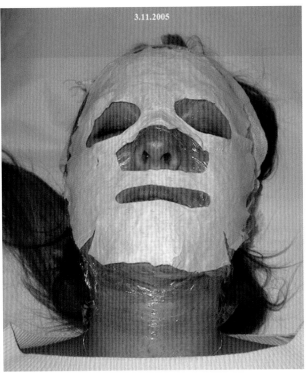

图 5.3　一名患者准备进行 PDT 和 IPL 治疗（Courtesy of Dr. Domenico Piccolo，Skin Center Avezzano，Italy）

　　光动力疗法也用于美容目的或治疗皮肤病。在第一种情况下，可以治疗各种皮肤缺陷，如皱纹、痤疮瘢痕和脱毛。可以用 PDT 治疗的皮肤科炎症性疾病包括痤疮和斑秃。此外，IPL 装置已被证明可以有效地同时治疗明显晒伤的皮肤和 AK（Piccolo and Kostaki，2018）（图 5.3）。IPL-PDT 的缺点与发射的光谱可能不一致有关，尤其是在包含少量电容器的旧 IPL 装置中（Haddad et al，2009）。此外，治疗区域可能会出现不必要的脱毛。

参考文献

[1] Anderson RR, Parrish JA. Selective photothermolysis: precise microsurgery by selective absorption of pulsed irradiation. Science. 1983;22:524–527.

[2] Avram DK, Goldman MP. Effectiveness and safety of ALA–IPL in treating actinic keratoses and photodamage. J Drugs Dermatol. 2004;3:S36–S39.

[3] Babilas P, Knobler R, Hummel S, et al. Variable pulsed light is less painful than light– emitting diodes for topical photodynamic therapy of actinic keratosis: a prospective randomized controlled trial. Br J Dermatol. 2007;157:111–117.

[4] Bernstein EF, Thomas GF, Smith PD, et al. Response of black and white guinea pig skin to photodynamic treatment using 514–nm light and dihematoporphyrin ether. Arch Dermatol. 1990;126:1303–1307.

[5] Downs AM, Bower CB, Oliver DA, et al. Methyl aminolaevulinate–photodynamic therapy for actinic keratoses, squamous cell carcinoma in situ and superficial basal cell carcinoma employing a square wave intense pulsed light device for photoactivation. Br J Dermatol. 2009;161:189–190.

[6] Gold MH, Bradshaw VL, Boring MM, et al. Split–face comparison of photodynamic therapy with 5–aminolevulinic acid and intense pulsed light versus intense pulsed light alone for photodamage. Dermatol Surg. 2006;32:795–801.

[7] Haddad A, Santos ID, Gragnani A, et al. The effect of increasing fluence on the treatment of actinic keratosis and photodamage by photodynamic therapy with 5- aminolevulinic acid and intense pulsed light. Photomed Laser Surg. 2011;29(6):427–432. https://doi.org/10.1089/pho.2009.2733.

[8] Hasegawa T, Suga Y, Mizuno Y, et al. Efficacy of photodynamic therapy with topical 5- aminolevulinic acid using intense pulsed light for Bowen's disease. J Dermatol. 2010;37:623–628.

[9] Kawada A, Shiraishi H, Asai M, et al. Clinical improvement of solar lentigines and ephelides with an intense pulsed light source. Dermatol Surg. 2002;28:504–508.

[10] Kim HS, Yoo JY, Cho KH, et al. Topical photodynamic therapy using intense pulsed light for treatment of actinic keratosis: clinical and histopathologic evaluation. Dermatol Surg. 2005;31:33–36.

[11] Kohl E, Popp C, Zeman F, et al. Photodynamic therapy using intense pulsed light for treating actinic keratoses and photoaged skin of the dorsal hands: a randomized placebo–controlled study. Br J Dermatol. 2017;176:352–362.

[12] Moloney FJ, Collins P. Randomized, double–blind, prospective study to compare topical 5–aminolaevulinic acid methylester with topical 5–aminolaevulinic acid photodynamic therapy for extensive scalp actinic keratosis. Br J Dermatol. 2007;157:87–91.

[13] Moreno Arias GA, Ferrando J. Intense Pulsed Light for Melanocytic Lesions. Dermatol Surg. 2001;27(4):397–400.

[14] Piccolo D. The usefulness of dermoscopy in laser and intense pulsed light treatments. Florence: Remo Sandron Edition; 2012.

[15] Piccolo D, Kostaki D. Photodynamic therapy activated by intense pulsed light in the treatment of non–melanoma skin cancer. Biomedicine. 2018;6(1):E18.

[16] Piccolo D, Di Marcantonio D, Crisman G, et al. Unconventional use of intense pulsed light. Biomed Res Int. 2014;2014:618206.

[17] Piccolo D, Crisman G, Kostaki D, et al. Rhodamine intense pulsed light versus conventional pulsed light for facial teleangiectasias. J Cosmet Laser Ther. 2016;18(2):80–85.

[18] Raulin C, Greve B, Hortensia Grema. IPL technology: A review. Lasers Surg Med. 2003;32(2):78–87.

[19] Ruiz–Rodriguez R, Sanz–Sánchez T, Córdoba S. Photodynamic photorejuvenation. Dermatol Surg. 2002;28:742–744.

[20] Yamashita T, Negishi K, Hariya T, et al. Intense Pulsed Light Therapy for Superficial Pigmented Lesions Evaluated by Reflectance–Mode Confocal Microscopy and Optical Coherence Tomography. J Investig Dermatol. 2006;126(10):2281–2286.

6 激光和 IPL 治疗中皮肤镜的应用：黑素细胞痣

6.1 激光治疗黑素细胞痣

使用激光治疗黑素细胞痣一直备受争议，因为人们担心其可能发生恶性转化（Stratigos et al，2000；Sardana，2013）。在过去几年中，激光照射不太可能增加恶性潜能，这一点已经变得相对明确。迄今为止，手术切除是去除这些病变的标准方法，因为它可以进行组织病理学检查，然后排除细胞异型性。然而，从美学或功能角度看，某些黑素细胞痣的位置敏感，手术切除很难或可能会留下明显的瘢痕，这可能会限制该手术。因此，在这些情况下，要优选应用激光治疗。迄今为止，人们已经提出了用不同类型的激光治疗黑素细胞痣，具有不同的临床结果（Bray et al，2016；Arora et al，2015；Hammes et al，2008；Ohmaru et al，2011；Zeng et al，2016）。

根据现有证据（Omi and Numano，2014；Köse，2018；Angermair et al，2015），在我们的日常实践中，我们使用激光治疗去除皮内痣。皮内痣是常见的获得性黑素细胞痣，临床表现为丘疹、斑块或结节，表面有蒂、乳头状瘤（Unna 痣）或光滑（Miescher 痣）。这些皮损可能在美学上令人讨厌，也可能被珠宝和衣服所伤，因此在皮肤科实践中经常需要去除这些皮损。

我们认为，从美学角度来看，超脉冲 CO_2 激光装置是治疗这些病变的最佳选择，因为它易于进行组织切除，出血少，治疗后水肿和疼痛最小，正确使用时并不会带来明显的瘢痕。

6.2 皮肤镜在黑素细胞痣治疗中的有效性

皮肤镜检查对于激光治疗的管理至关重要。在进行任何激光治疗（如 CO_2 激光切除）之前，应出于诊断和医疗法律目的进行皮肤镜检查（图 6.1a、b，图 6.2a，图 6.3a，图 6.4a，图 6.5a，图 6.6b）。治疗前获取的皮肤镜图像可以证明治疗本身的可行性。事实上，球状或鹅卵石图案的存在和 / 或乳头状瘤结构的存在证明了病变的成熟，从而证明了即使在没有组织病理学检查的情况下使用激光的可行性

The contents of this book are partially based on the Italian language edition: *"The Usefulness of Dermoscopy in Laser and IPL Treatments"*, Domenico Piccolo, © DEKA M.E.L.A Srl 2012.

© Springer Nature Switzerland AG 2020
D. Piccolo et al., *Quick Guide to Dermoscopy in Laser and IPL Treatments*,
https://doi.org/10.1007/978-3-319-41633-5_6

图 6.1 a. 治疗前，女性鼻翼上的乳头状瘤痣的临床照片。b. 病变的皮肤镜图像。c. CO_2 激光切除术后的临床图像。d. 皮肤镜检查显示色素性病变的完全清除（Courtesy of Dr. Domenico Piccolo, Skin Center Avezzano, Italy）

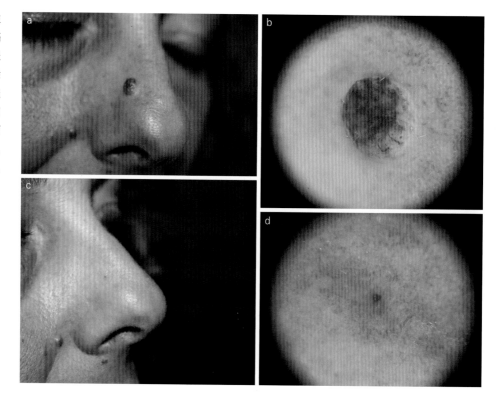

图 6.2 a. 治疗前，男孩背部乳头状瘤痣的临床照片。b. 病变的皮肤镜图像。c. CO_2 激光切除术后的临床图像。d. 皮肤镜检查显示色素性病变的完全清除（Courtesy of Dr. Domenico Piccolo, Skin Center Avezzano, Italy）

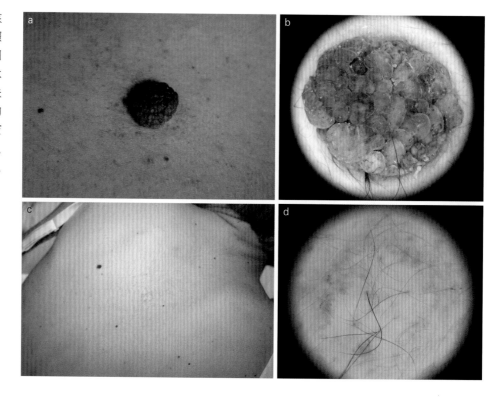

（Argenziano et al，2003）。皮肤镜检查对于了解治疗过程中的消融水平，从而防止瘢痕形成也很重要，治疗后立即进行的皮肤镜检查可用于确定是否存在痣细胞残留物和 / 或热损伤。此外，一段时间后（平均随访 4 周）的皮肤镜检查有助于早期检测痣细胞残留物，并最终决定进行新的激光治疗。否则，用 CO_2 激光完全清除的病变的皮肤镜检查通常会显示红斑的持续存在和血管的增加，随着时间的推移，增生的血管会逐渐消失（图 6.1c、d，图 6.2c、d，图 6.3c、d，图 6.4c、d，图 6.5c、d，图 6.6c、d）。

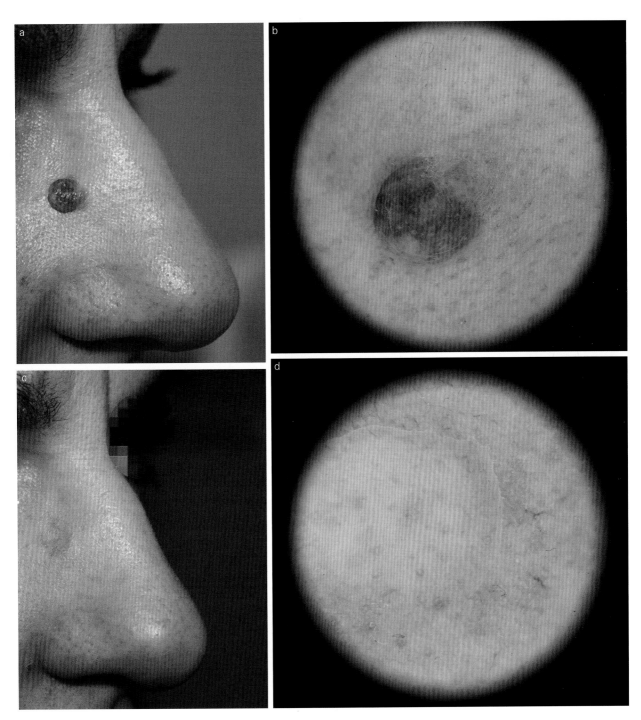

图 6.3　a. 治疗前，女性鼻翼上的乳头状瘤痣的临床照片。b. 病变的皮肤镜图像。c. CO_2 激光切除术后的临床图像。d. 皮肤镜检查显示色素性病变的完全清除（Courtesy of Dr. Domenico Piccolo, Skin Center Avezzano, Italy）

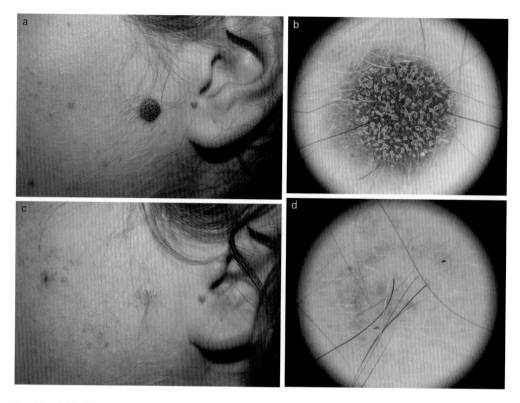

图6.4　a. 治疗前，女性脸颊上的乳头状瘤痣的临床照片。b. 病变的皮肤镜图像。c. CO_2 激光切除术后的临床图像。d. 皮肤镜检查显示色素性病变的完全清除（Courtesy of Dr. Domenico Piccolo，Skin Center Avezzano，Italy）

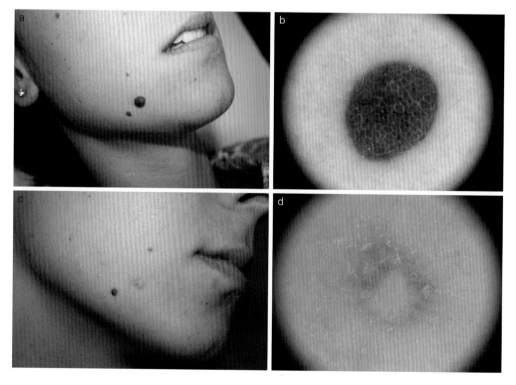

图6.5　a. 年轻女性脸颊上乳头状瘤痣的临床照片。b. 病变的皮肤镜图像。c. CO_2 激光治疗后的临床图像。d. 皮肤镜检查显示色素性病变的完全清除（Courtesy of Dr. Domenico Piccolo，Skin Center Avezzano，Italy）

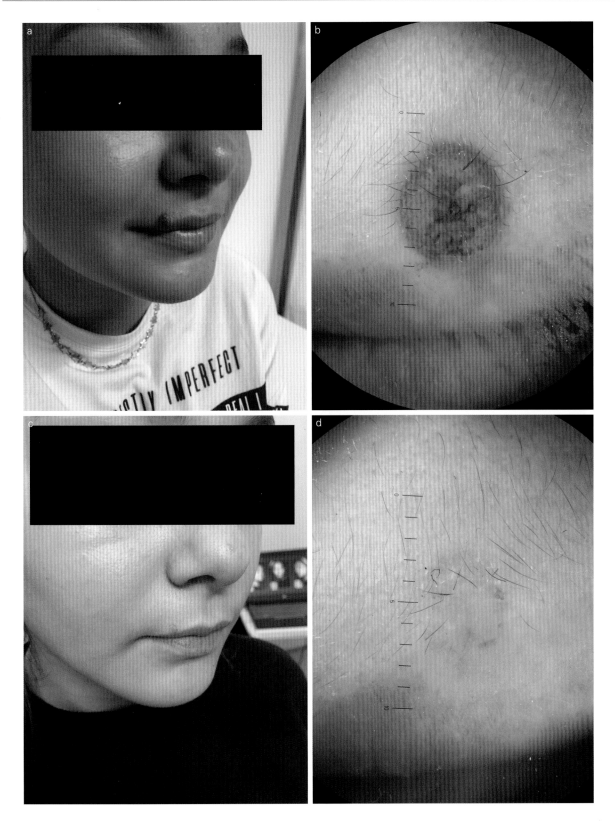

图 6.6　a. 女孩上唇的乳头状瘤样皮肤痣。b. 皮肤镜检查确认临床诊断。c. 单次 CO_2 激光手术切除后的临床照片。d. 皮肤镜检查强调病变的完全清除。e、f. 治疗前后的软件自动比较：该选项为临床医生和患者提供了观察和评估所取得结果的可能性。在这种特殊位置下，这是一个极好的结果（Courtesy of Dr. Domenico Piccolo, Skin Center Avezzano, Italy）

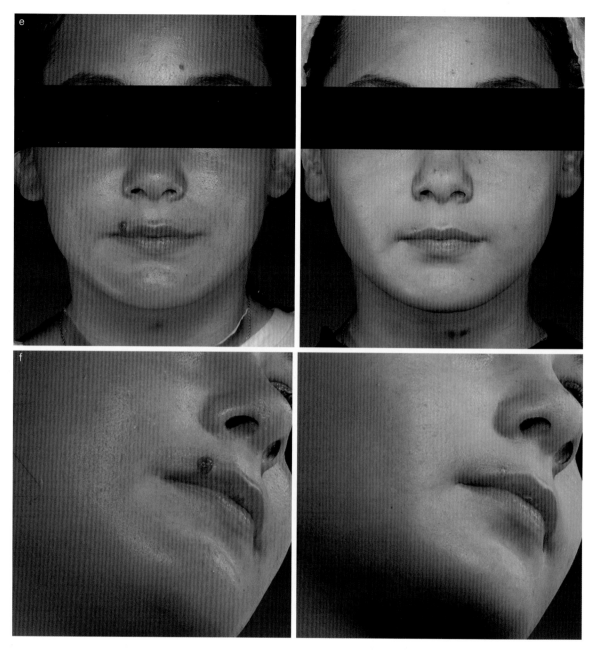

图 6.6（续）

现代图像分析软件有助于临床医生和患者观察和评估取得的结果，并有可能直接比较任何治疗前和最后随访时拍摄的临床图像（图 6.6e、f）。

激光或 IPL 治疗不应被视为黑素细胞痣的治疗选择。然而，迄今为止，有报道称，这些损伤意外暴露于光系统，尤其是在脱毛过程中。在激光治疗领域的痣中，增加的黑素细胞和黑色素可能会成为轻型脱毛装置的意外目标，从而导致临床、皮肤镜和组织病理学变化（Sillard et al，2013；Garrido-Ríos et al，2013；Álvarez Garrido et al，2016；Pampín Franco et al，2016）（图 6.7）。

临床变化包括炎症、渗出、肿胀和结痂形成。IPL 治疗后即刻的皮肤镜图像显示出与紫外线照射后

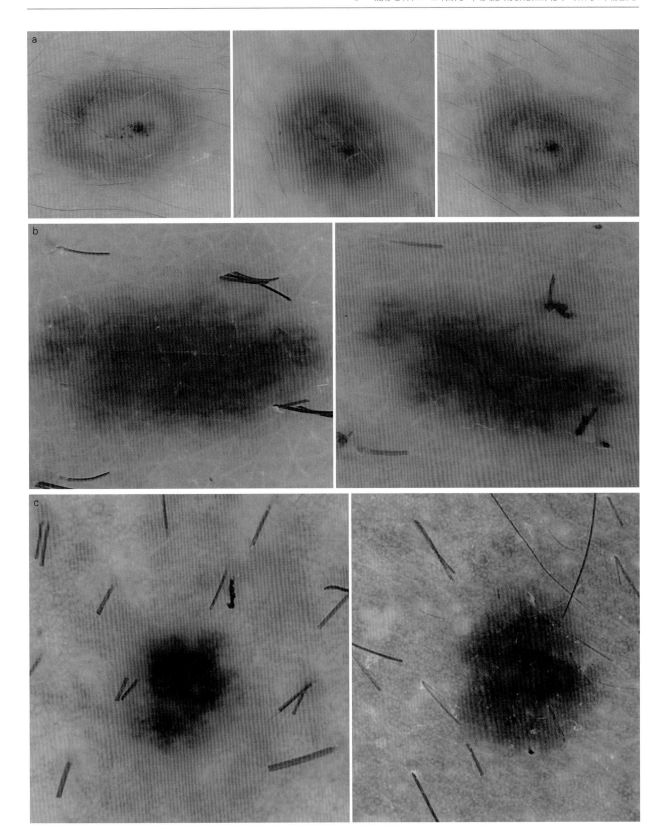

图 6.7　a. 不应使用 IPL 治疗黑素细胞痣。然而，乳头状瘤性皮肤痣仅在治疗后立即出现炎症，并在治疗后 2 个月完全消失。b. 克拉克痣（偶尔发作）表现出典型的晒伤改变，如色素沉着增加、色素网络厚度增加和炎症的存在。c. 通常，这些现象会在治疗后 1~2 个月完全消退，如本例所示（Courtesy of Dr. Domenico Piccolo, Skin Center Avezzano, Italy）

相似的变化，色素沉着增加、色素网络增强和炎症的存在。文献中报道的其他变化包括云雾状弥漫性红斑、灰蓝色圆点，以及蓝灰色和白色区域（Hammes et al，2008；Sillard et al，2013；Pampín Franco et al，2016）。这些变化在治疗后几个月可能完全可逆。皮肤镜评估可以记录变化的完全消失和恢复到预处理状态。然而，在某些情况下，可能会发生长期变化，从而导致治疗的痣完全或部分破坏。皮肤镜可以检测到胡椒粉状结构存在时的这种回归现象。Zaludek 等（2004）分析了一系列 158 个具有皮肤镜特征的黑素细胞痣（蓝白结构）。在组织学检查中，显示 50% 以上表面退化的病变表现为表皮嵴萎缩和基底层罕见的残留黑素细胞，表皮表层有大量黑色素噬菌体和扩张血管。IPL 曾报道过一次痣的皮肤镜下完全消退（Martin et al，2012）。

另一方面，乳头状瘤痣在 IPL 治疗后没有表现出结构变化，除了轻微的炎症，通常在几天内消失。此后不久，乳头状瘤痣看起来与治疗前一样。

总之，在意外暴露于发光装置后，识别痣的皮肤镜变化对于排除恶性肿瘤非常重要，从而避免不必要的切除。

参考文献

[1] Álvarez-Garrido H, Garrido-Ríos AA, Martínez-Morán C, et al. Follow-up of melanocytic nevi after depilation techniques. J Cosmet Laser Ther. 2016;18:247–250.

[2] Angermair J, Dettmar P, Linsenmann R, et al. Laser therapy of a dermal nevus in the esthetic zone of the nasal tip: a case report and comprehensive literature review. J Cosmet Laser Ther. 2015;17:296–300.

[3] Argenziano G, Soyer HP, Chimenti S, et al. Dermoscopy of pigmented skin lesions: results of a consensus meeting via the Internet. J Am Acad Dermatol. 2003;48:679–693.

[4] Arora H, Falto-Aizpurua L, Chacon A, et al. Lasers for nevi: a review. Lasers Med Sci. 2015;30:1991–2001.

[5] Bray FN, Shah V, Nouri K. Laser treatment of congenital melanocytic nevi: a review of the literature. Lasers Med Sci. 2016;31:197–204.

[6] Garrido-Ríos AA, Muñoz-Repeto I, Huerta-Brogeras M, et al. Dermoscopic changes in melanocytic nevi after depilation techniques. J Cosmet Laser Ther. 2013;15:98–101.

[7] Hammes S, Raulin C, Karsai S, et al. Treating papillomatous intradermal nevi: lasers – yes or no? A prospective study. Hautarzt. 2008;59:101–107.

[8] Köse O. Efficacy of the carbon dioxide fractional laser in the treatment of compound and dermal facial nevi using with dermatoscopic follow-up. J Dermatol Treat. 2018;19:1–5.

[9] Martin JM, Monteagudo C, Bella R, et al. Complete regression of a melanocytic nevus under intense pulsed light therapy for axillary hair removal in a cosmetic center. Dermatology. 2012;224:193–197.

[10] Ohmaru Y, Ohmaru K, Koga N, et al. New combined laser therapy for small mass of melanocytic nevi on the face. Laser Ther. 2011;20:301–306.

[11] Omi T, Numano K. The role of the CO2 laser and fractional laser in Dermatology. Laser Ther. 2014;23:49–60.

[12] Pampín Franco A, Gamo Villegas R, Floristán Muruzábal U, et al. Changes in melanocytic nevi after laser treatment evaluated by dermoscopy and reflectance confocal microscopy. Int J Dermatol. 2016;55:e307–e309.

[13] Sardana K. The science, reality, and ethics of treating common acquired melanocytic nevi (moles) with lasers. J Cutan Aesthet Surg. 2013;6:27.

[14] Sillard L, Mantoux F, Larrouy JC, Hofman V, Passeron T, Lacour JP, et al. Dermoscopic changes of melanocytic nevi after laser hair removal. Eur J Dermatol. 2013;23:121–123.

[15] Stratigos AJ, Dover JS, Arndt KA. Laser treatment of pigmented lesions--2000: how far have we gone? Arch Dermatol. 2000;136:915–921.

[16] Zalaudek I, Argenziano G, Ferrara G, et al. Clinically equivocal melanocytic skin lesions with features of regression: a dermoscopic-pathological study. Br J Dermatol. 2004;150:64–71.

[17] Zeng Y, Ji C, Zhan K, Weng W. Treatment of nasal ala nodular congenital melanocytic naevus with carbon dioxide laser and Q-switched Nd:YAG laser. Lasers Med Sci. 2016;31:1627–1632.

7 皮肤镜在激光与 IPL 治疗中的应用：黄褐斑、脂溢性角化病和日光性色斑

7.1 皮肤镜检查在黄褐斑治疗中的有效性

黄褐斑是一种常见的皮肤色素沉着的损美性皮肤病，主要发生于面部，日光暴露的区域受到的影响更大。除了影响美观，黄褐斑也会对生活质量产生负面影响，并造成明显的心理和社交困扰。这种情况是获得性的还是遗传性的仍有争议；它显然与紫外线照射、遗传倾向和激素变化（即怀孕、子宫或卵巢激素的变化、口服避孕药）有关，但它也可能在肝病患者中和使用美容药物后发病（R. Yalamanchili et al，2015）。

几十年来，黄褐斑治疗的"金标准"一直是以局部漂白剂和严格的光保护为主。其他辅助治疗方式

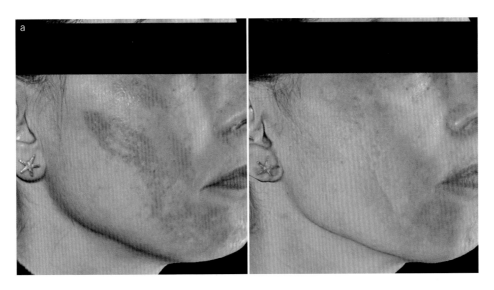

图 7.1　a. 一位年轻女性面部瘢痕上的黄褐斑，在进行任何治疗前和进行 4 次 QS 激光治疗及 1 次点阵激光治疗后：临床上观察到极好的改善。b. 血管显影图像突出显示了治疗后一致的炎症反应的减少。c. 色素显影图像突出显示了治疗后黑色素的持续减少。d. 接受任何治疗前（左）和治疗后（右）的正面临床图像比较。e. 接受任何治疗前（左）和治疗后（右）通过色素显影图像的正面临床图像的比较（Courtesy of Dr. Domenico Piccolo, Skin Center Avezzano, Italy）

The contents of this book are partially based on the Italian language edition: *"The Usefulness of Dermoscopy in Laser and IPL Treatments"*, Domenico Piccolo, © DEKA M.E.L.A Srl 2012.

D. Piccolo et al., *Quick Guide to Dermoscopy in Laser and IPL Treatments*,
https://doi.org/10.1007/978-3-319-41633-5_6

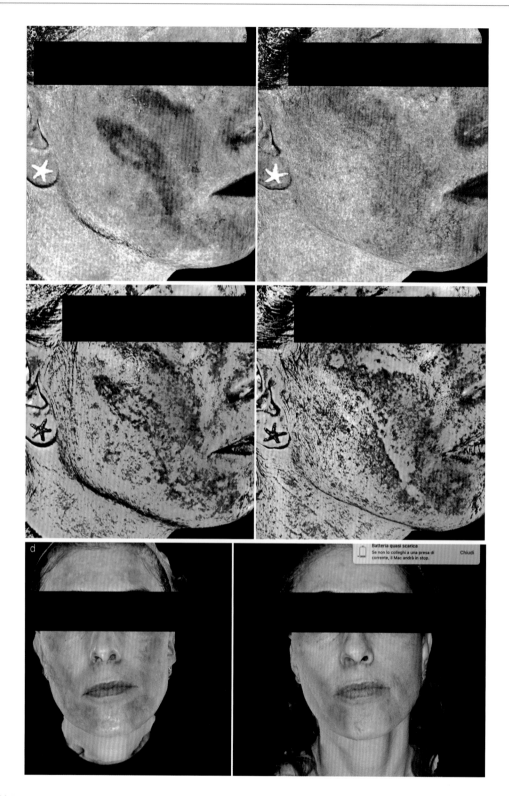

图 7.1 （续）

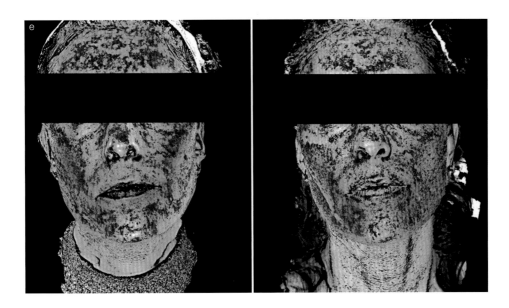

图 7.1（续）

包括化学焕肤和磨削，所有这些都显示出有限的疗效。激光治疗获得了良好至卓越的效果，这取决于皮肤类型和临床医生的激光经验。Zoccali G. 及其合作者（2010 年）在 38 名黄褐斑患者身上测试了强脉冲光设备的治疗效果：他们的研究结果表明，强脉冲光在治疗和治愈高比例的色素沉着症和黄褐斑方面是一种有效的工具，并发症的风险非常低，患者的满意率非常高（图 7.1）。

7.2　皮肤镜检查在治疗脂溢性角化病中的有效性

脂溢性角化病（SK）是皮肤科医生在日常工作中观察到的最常见的良性表皮肿瘤之一，至少影响 20% 的成年人，尤其是老年人（Roh et al，2016）。SK 通常是多发性的，在临床表现方面有很大的差异：大小、临床形态和颜色，甚至在同一个人身上也存在多种表现形式的 SK（Yeatman et al，1997）。

它们通常表现为获得性的、单发的或多发的、界线清楚的褐色丘疹或斑块，表面有疣状物，主要发生在头颈部和躯干上（Hafner and Vogt，2008）。SK 的诊断通常以临床为主；然而，在某些情况下，SK 和恶性黑素瘤的鉴别诊断是困难的。在皮肤镜下，大多数 SK 的特征是存在粉刺样开口和粟粒样囊肿。提高诊断准确率的其他标准包括发卡样血管、裂隙、边界清晰和蛀蚀样边界（Kittler et al，2016）。

虽然 SK 在病理上是良性的，不需要因医疗原因而切除，但许多患者因审美原因而选择切除（Del Rosso，2017）。目前治疗 SK 的疗法是手术或消融性祛除。这些方法包括液氮冷冻疗法、脱毛、刮除术、化学焕肤和某些激光治疗方式（Del Rosso，2017；Ranasinghe and Friedman，2017）。在后者中，据报道，诸如 Er:YAG 激光器和脉冲 CO_2 激光器的烧蚀激光装置通过非选择性破坏含水的目标组织可有效地治疗 SK（Fitzpatrick et al，1994；Hafner and Vogt，2008；Krupashankar and IADVL Dermatosurgery Task Force，2008；Gurel and Aral，2015；Sayan et al，2019）。

此外，具有选择性光热作用的非剥脱性激光器，如 QS 532nm 倍频激光器、紫翠宝石激光器 QS

755nm 和 Nd:YAG QS 532/1064nm 激光器，已被证明是 SK 的有效治疗选择，理论上是针对 SK 中含有的黑色素为靶色基（Mehrabi and Brodell，2002；Kilmer，2002；Culbertson，2008；Kim et al，2014）。

在我们看来，CO_2 激光是可以选择的 SK 的治疗方法中比较具有代表性的，因为它的光热凝固作用能产生一个精确的伤口，出血量最小，治疗后留下一个干净和干燥的手术区域。在治疗前进行的皮肤镜检查可以检测到经典的 SK 模式，如粉刺样开口和粟粒疹样囊肿，黑素细胞色素模式的缺乏，以及在没有组织学检查的情况下治疗的可行性。治疗后立即进行的皮肤镜检查表明，这些表现消失并出现小的结痂和红斑。激光治疗后 1 个月，即使临床检查可能诊断出病变完全清除，皮肤镜检查，特别是在大尺寸 SK 中，仍然可以非常明确地判断病变是否存在小的残留区域，这些区域可以通过第二次激光成功治疗。

对于小的浅表性和轻微的色素性脂溢性角化病（直径不超过 5mm），IPL 可以是一个有效的治疗选择，由于其作用范围广，可以选择特定的波长来选择性地作用于 SK 的黑色素（Piccolo et al，2014）。皮肤镜检查对于确认诊断或预测治疗结果都很有用。IPL 后，在皮肤镜检查中观察到颜色从棕色变为灰色，这表示治疗成功。相反，如果没有这些变化，则证明治疗失败。如果 SK 治疗成功，平均进行 2 次治疗，30 天内就会完全消失。治疗后 30 天的皮肤镜分析尤其困难，因为结果是病变完全消失，没有任何残余红斑，因此几乎不可能确定治疗过的病变的位置。对 IPL 治疗无效的病变可以用 CO_2 激光进行治疗（Omi and Numano，2014）。

7.3 皮肤镜在治疗日光性黑子（日晒斑）中的有效性

日光性黑子是良性的色素沉着病变，是光老化的最初迹象之一。它们一般出现在中年时期，影响到 90% 以上的 60 岁以上的白种人；然而，20% 的 35 岁以下的白种人有一个或多个日光性黑子（Ortonne，1990）。它们源自不同程度的黑素细胞增殖和角质细胞内黑色素的积累，以应对长期暴露于紫外线辐射中。尽管是良性病变，但日光性黑子被认为是黑素瘤发展的独立风险因素（Bastiaens et al，2004）。

日光性黑子是小的、轮廓清晰的、圆形至椭圆形的色素沉着病变，其大小从几毫米到超过 1cm 不等。它们主要出现在成年人的面部、颈部、手部和前臂，由于长期暴露在阳光下，随之而来的皮肤出现的光老化损伤而日渐变薄、透明度改变；它们的数量和大小随时间推移而增加。

治疗日光性黑子的主要问题是实现正确的诊断。诊断通常是基于临床特征；然而，即使是有经验的皮肤科医生区分良性的皮损和其他色素性病变，有时也很有挑战性。通过识别日光性黑子的典型特征，如模糊的色素网络、蛀蚀样边界、浅棕色指纹状结构或均匀的色素沉着，皮肤镜对得出正确的诊断非常有帮助（Rosendahl et al，2011；Zalaudek et al，2013）。

对于许多长期暴露在阳光下的中年和老年患者来说，日光性黑子是一个重要的美容问题。寻求日光性黑子治疗的患者，尤其是女性患者，占了私人皮肤科门诊患者的大部分。现有的治疗方法包括应用美白剂（如氢醌）(Dreher et al，2011)、维 A 酸（Draelos，2006；Kang et al，2000），化学剥脱（如三氯乙酸），以及冷冻疗法（Ortonne et al，2006）。使用激光和非激光光源也可以成功去除这些病变。

到目前为止，激光治疗日光性黑子是激光中心最常进行的美容手术之一。根据文献报道，在所有的色素性病变中，日光性黑子对激光治疗的反应可能最好。一般来说，这些病变在一次治疗后会有 50%

以上的临床改善，而在间隔期为 6～8 周的 3 次治疗后，通常会观察到临床治愈（Farris，2004；Stern et al，1994；Bukvić Mokos et al，2010）。复发的情况不多，但如果病变没有完全清除，色斑区域有可能再次着色（Kilmer and Garden，2000）。

短脉冲 QS 激光器（QS 紫翠宝石 755nm 激光器、QS 红宝石 694nm 激光器和 QS 倍频 Nd:YAG 532nm 激光器）是治疗这些病变的"金标准"；长脉冲的对应激光器可能也是一个有效的选择，特别是对于肤色较深的皮肤类型（Ⅲ～Ⅳ），因为使用长脉冲激光器发生炎症后色素沉着的情况较少（Sebaratnam et al，2014）。

> 译者按：本书译者团队翻译完成的《面部年轻化微创手术并发症预防与管理》一书已经由辽宁科学技术出版社出版发行，对于深肤色皮肤类型激光治疗如何避免不良反应有详细阐述，可供医美同仁参考。

同样，IPL 设备已被成功用于治疗日光性黑子，同时它们可以改善弥漫性光损伤和毛细血管扩张。不论具体的病因究竟是什么，IPL 已经成为治疗一般色素障碍的良好疗法（Kawada et al，2002；Ross et al，2005；Piccolo et al，2014）。

在我们的常规临床实践中，IPL 被用于治疗与光老化有关的日光性黑子（图 7.2a、图 7.3a、图 7.4a、图 7.5a 和图 7.6）。在 IPL 治疗前进行的皮肤镜检查显示了日光性黑子的典型特征，如假性网络和蛀蚀样边界（图 7.2b、图 7.3b、图 7.4b、图 7.5b 和图 7.6）。用 IPL 治疗一次后，表明治疗成功

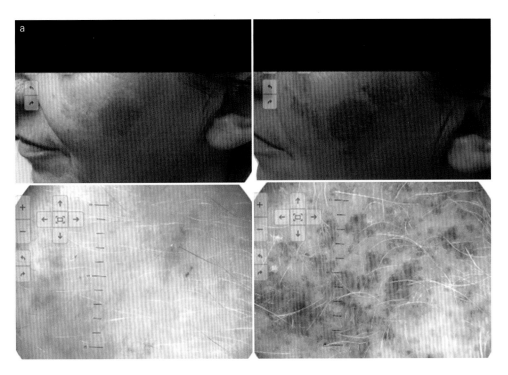

图 7.2　a. 一名女性脸颊上的日光性角化病在治疗前（左上、左下）和治疗后（右上、右下）的临床和皮肤镜图像。b. 一名女性脸颊上的日光性角化病在治疗前（左上、左下）和治疗后 3 个月（右上、右下）的临床和皮肤镜图像。c. 治疗前（左）和治疗后（右）的临床图像比较：已经取得了很好的美学效果。d. 治疗前（左）和治疗后（右）通过色素过滤器分析的临床图像的比较：观察到黑色素的持续减少（Courtesy of Dr. Domenico Piccolo, Skin Center Avezzano, Italy）

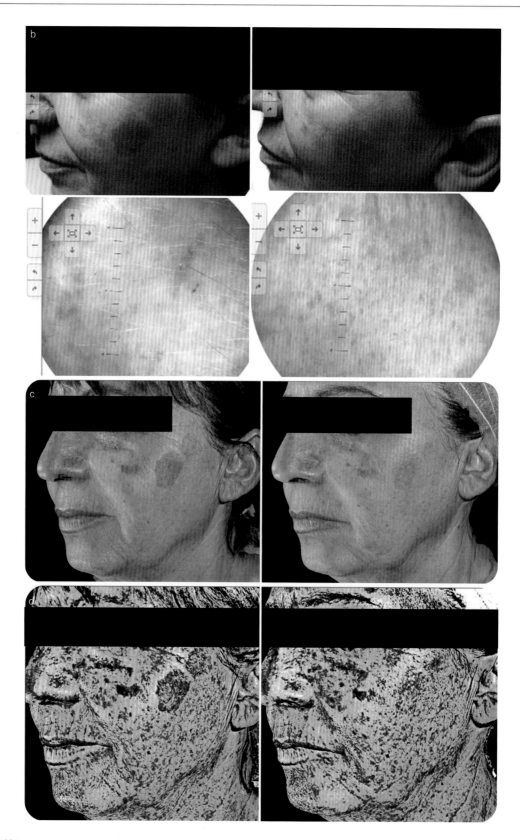

图 7.2 （续）

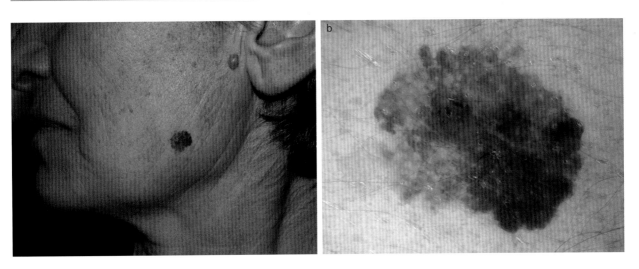

图 7.3　a. 一位老年女性的日光性黑子的临床表现。b. 皮肤镜检查有助于临床医生确认诊断（Courtesy of Dr. Domenico Piccolo, Skin Center Avezzano, Italy）

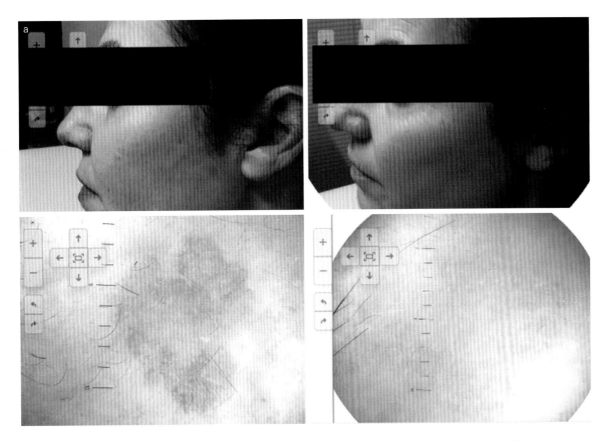

图 7.4　a、b. 一名年轻女性脸上出现的日光性黑子的临床表现。治疗前、后进行的皮肤镜检查显示病变已被清除。c. 病变的临床表现和 1 次 QS 激光治疗前、后的皮肤镜检查（Courtesy of Dr. Domenico Piccolo, Skin Center Avezzano, Italy）

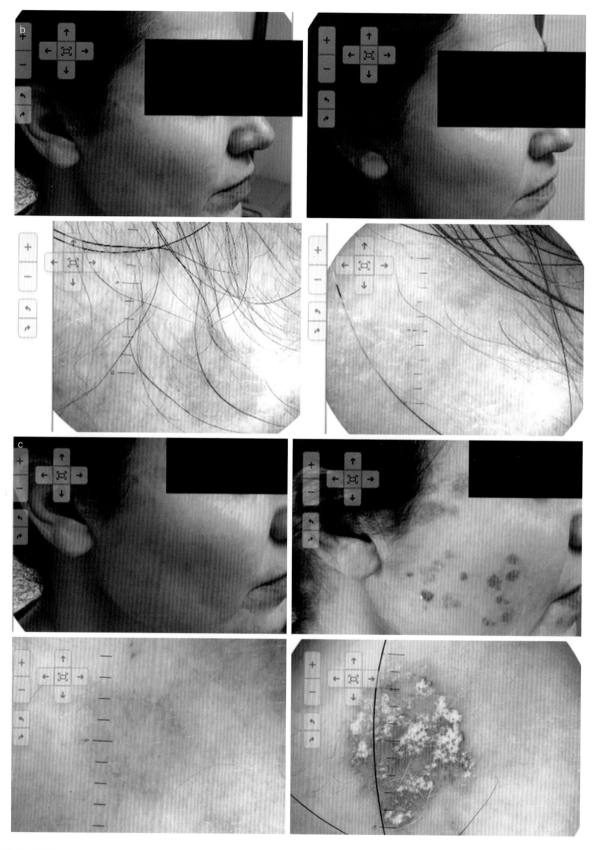

图 7.4 （续）

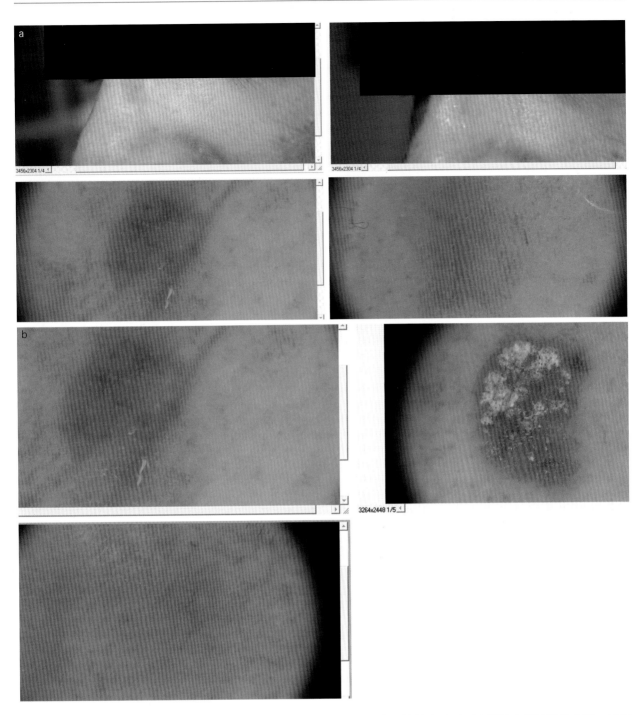

图 7.5　a. 一位年轻女性鼻子上的日光性黑子。在 IPL 治疗前进行的皮肤镜检查显示了太阳性皮炎的典型方面，如假性网络和蛀蚀样边界。b. 在用 IPL 治疗 1 次后，皮肤镜检查显示治疗成功，颜色从棕色变为灰色（Courtesy of Dr. Domenico Piccolo，Skin Center Avezzano，Italy）

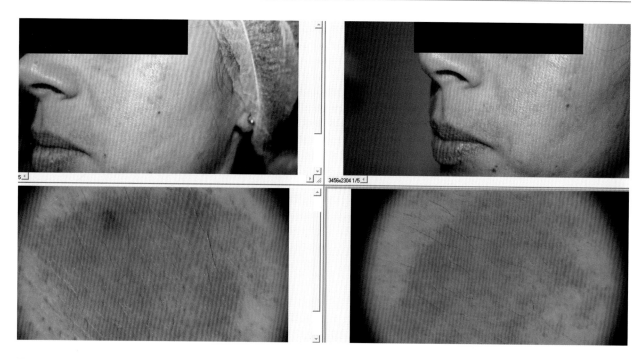

图7.6 一位年轻女性脸颊上的日光性黑子的QS激光治疗前、后情况。治疗前的皮肤镜检查证实了诊断；第一次IPL治疗后进行的皮肤镜检查证实了病变的改善，并建议再进行一次治疗以达到完全清除日光性皮炎的目的（Courtesy of Dr. Domenico Piccolo, Skin Center Avezzano, Italy）

的皮肤镜标志是颜色从棕色变为灰色（图7.4c）。色素软件的过滤分析也可以通过比较第一次临床图像（图7.2c）和最后一次随访时的临床表现（图7.2d）来强调治疗的成功。在光损伤引起的背部日光性皮炎的病例中，IPL治疗后立即进行的皮肤镜检查显示，在临床上突出的病变边缘周围都出现了与白晕相关并分布一致的色素加深。这些现象是治疗成功的标志。周围白晕的存在是躯干日光性皮炎的一个特征，而在手部或面部的日光性皮炎中则无法观察到。

　　译者按：因人种与皮肤类型的差异，为避免炎症性色素沉着（PIH），译者日常工作中尽量避免使用QS Nd:YAG 532nm激光进行SK与SL的治疗。相比之下，使用赛诺秀生产的PICOWAY新引入的730nm手具以及755nm翠绿宝石激光，色素沉着相关的风险发生率更低。如确需用QS Nd:YAG 532nm激光治疗，应尽可能做好风险管理。相关风险规避可参见本书译者团队翻译完成的《面部年轻化微创手术并发症预防与管理》一书。

参考文献

[1] Bastiaens M, Hoefnagel J, Westendorp R, et al. Solar lentigines are strongly related to sun exposure in contrast to ephelides. Pigment Cell Res. 2004;17:225–229.
[2] Bukvić Mokos Z, Lipozenčić J, Ceović R, et al. Laser therapy of pigmented lesions: pro and contra. Acta Dermatovenerol Croat.

2010;18:185–189.

[3] Culbertson GR. 532–nm diode laser treatment of seborrheic keratoses with color enhancement. Dermatol Surg. 2008;34:525–528.

[4] Del Rosso JQ. A Closer look at seborrheic keratoses: patient perspectives, clinical relevance, medical necessity, and implications for management. J Clin Aesthet Dermatol. 2017;10:16–25.

[5] Draelos ZD. The combination of 2% 4–hydroxyanisole (mequinol) and 0.01% tretinoin effectively improves the appearance of solar lentigines in ethnic groups. J Cosmet Dermatol. 2006;5:239–244.

[6] Dreher F, Draelos ZD, Gold MH, et al. Efficacy of hydroquinone–free skin–lightening cream for photoaging. J Cosmet Dermatol. 2011;12:12–17.

[7] Farris PK. Combination therapy for solar lentigines. J Drugs Dermatol. 2004;3:S23–S26.

[8] Fitzpatrick RE, Goldman MP, Ruiz–Esparza J. Clinical advantage of the CO2 laser superpulsed mode. Treatment of verruca vulgaris, seborrheic keratoses, lentigines, and actinic cheilitis. J Dermatol Surg Oncol. 1994;20:449–456.

[9] Gurel MS, Aral BB. Effectiveness of erbium:YAG laser and cryosurgery in seborrheic keratoses: randomized, prospective intraindividual comparison study. J Dermatol Treat. 2015;26:477–480.

[10] Hafner C, Vogt T. Seborrheic keratosis. [Article in English, German]. J Deutschen Dermatologischen Gesellschaft. 2008;6:664–677.

[11] Kang S, Goldfarb MT, Weiss JS, et al. Assessment of adapalene gel for the treatment of actinic keratoses and lentigines: a randomized trial. J Am Acad Dermatol. 2000;49:83–90.

[12] Kawada A, Shiraishi H, Asai M, et al. Clinical improvement of solar lentigines and ephelides with an intense pulsed light source. Dermatol Surg. 2002;28:504–508.

[13] Kilmer SL. Laser eradication of pigmented lesions and tattoos. Dermatol Clin. 2002;20:37–53.

[14] Kilmer SL, Garden JM. Laser treatment of pigmented lesions and tattoos. Semin Cutan Med Surg. 2000;19(4):232–244.

[15] Kim YK, Kim DY, Lee SJ, et al. Therapeutic efficacy of long–pulsed 755–nm alexandrite laser for seborrheic keratoses. J Eur Acad Dermatol Venereol. 2014;28:1007–1011.

[16] Kittler H, Marghoob AA, Argenziano G, et al. Standardization of terminology in dermoscopy/ dermatoscopy: results of the third consensus conference of the International Society of Dermoscopy. J Am Acad Dermatol. 2016;74:1093–1111.

[17] Krupashankar DS, IADVL Dermatosurgery Task Force. Standard guidelines of care: CO2 laser for removal of benign skin lesions and resurfacing. Indian J Dermatol Venereol Leprol. 2008;74(Suppl):S61–S67.

[18] Mehrabi D, Brodell RT. Use of the alexandrite laser for treatment of seborrheic keratoses. Dermatol Surg. 2002;28:437–439.

[19] Omi T, Numano K. The role of the CO2 laser and fractional laser in Dermatology. Laser Ther. 2014;23:49–60.

[20] Ortonne JP. Pigmentary changes of the ageing skin. Br J Dermatol. 1990;122:21–28.

[21] Ortonne JP, Pandya AG, Lui H, et al. Treatment of solar lentigines. J Am Acad Dermatol. 2006;54(suppl 2):S262–S271.

[22] Piccolo D, Di Marcantonio D, Crisman G, et al. Unconventional use of intense pulsed light. Biomed Res Int. 2014;2014:618206.

[23] Ranasinghe GC, Friedman AJ. Managing seborrheic keratoses: evolving strategies for optimizing patient outcomes. J Drugs Dermatol. 2017;16:1064–1068.

[24] Roh NK, Hahn HJ, Lee YW, et al. Clinical and histopathological investigation of seborrheic keratosis. Ann Dermatol. 2016;28:152–158.

[25] Rosendahl C, Tschandl P, Cameron A, et al. Diagnostic accuracy of dermatoscopy for melanocytic and nonmelanocytic pigmented lesions. J Am Acad Dermatol. 2011;64:1068–1073.

[26] Ross EV, Smirnov M, Pankratov M, Altshuler G. Intense pulsed light and laser treatment of facial telangiectasias and dyspigmentation: some theoretical and practical comparisons. Dermatol Surg. 2005;31(9 Pt 2):1188–1198.

[27] Sayan A, Sindel A, Ethunandan M, et al. Management of seborrhoeic keratosis and actinic keratosis with an erbium:YAG laser–experience with 547 patients. Int J Oral Maxillofac Surg. 2019;48:902. pii: S0901–502730341–2.

[28] Sebaratnam DF, Lim AC, Lowe PM, et al. Lasers and laser–like devices: part two. Aust J Dermatol. 2014;55:1–14.

[29] Stern RS, Dover JS, Levin JA, et al. Laser therapy versus cryotherapy of lentigines: a comparative trial. J Am Acad Dermatol. 1994;30:985–987.

[30] Yalamanchili R, Shastry V, Betkerur J. Clinicoepidemiological study and quality of life assessment in melasma. Indian J Dermatol. 2015;60(5):519.

[31] Yeatman JM, Kilkenny M, Marks R. The prevalence of seborrheic keratoses in an Australian population: does exposure to sunlight play a part in their frequency? Br J Dermatol. 1997;137:411–414.

[32] Zalaudek I, Lallas A, Longo C, et al. Problematic lesions in the elderly. Dermatol Clin. 2013;31:549–564.

[33] Zoccali G, Piccolo D, Allegra P, et al. Melasma treated with intense pulsed light. Aesthet Plast Surg. 2010;34(4):486–493.

8 皮肤镜在激光与 IPL 治疗中的应用：毛细血管扩张症

8.1 毛细血管扩张症

毛细血管扩张症被定义为位于皮肤（或黏膜）表面下的断裂或增宽的小血管，几乎在身体的任何地方形成明显的红紫色纹路，经常发生在皮肤白皙、长期接受阳光暴晒、有持续光损伤的患者身上。

一般来说，毛细血管扩张症仅仅是涉及美观问题，但有些时候它们同时也可能是更严重的系统性疾病的表征，比如结缔组织疾病、肝损伤、血管疾病等，因此需要进行更仔细的检查。

尽管毛细血管扩张症具体的原因是不确定的，但一些易感因素已经被确认。

- 遗传。
- 长期使用局部或口服皮质类固醇。
- 激素变化（怀孕、绝经、口服避孕药）。
- 长期日晒和风吹史。
- 过度饮酒。
- 直接皮肤创伤（包括手术切口）。
- 皮肤病（痤疮、银屑病）。
- 静脉功能不全（静脉曲张）。

毛细血管扩张症的发生也可能意味着一些严重的医学状况，例如：

- 肝脏疾病（肝硬化）。
- 色素性干皮病（XP）。
- Osle–Weber–Rendu 病。
- 共济失调毛细血管扩张症（AT）。
- Sturge–Weber 综合征。
- 血管畸形（鲜红斑痣、蜘蛛状血管瘤）。

The contents of this book are partially based on the Italian language edition: "*The Usefulness of Dermoscopy in Laser and IPL Treatments*", Domenico Piccolo, © DEKA M.E.L.A Srl 2012.

- Klippel–Trenaunay–Weber 综合征。
- Bloom 综合征。
- 硬皮病。
- 红斑狼疮。
- 皮肌炎。

许多疾病都可能导致毛细血管扩张，而新的激光技术可以用来治疗这些血管扩张。

8.2 治疗方案

强脉冲光，特别是窄谱强脉冲光（Piccolo et al，2016）和 Nd:YAG 激光是治疗毛细血管扩张的"金标准"。通常，基于具体需求，一个完整的治疗方案可能需要 1~4 次 IPL 或激光治疗（Myers et al，2005；Ciocon et al，2009；Babilas et al，2010）。

毫无疑问，Nd:YAG 激光是治疗面部毛细血管扩张症的绝佳工具。特别是，增加的穿透深度对于治疗面部血管非常有用。但有一些血管使用 IPL 的治疗效果较差，例如鼻翼，使用 Nd:YAG 激光的结果与 IPL 的结果非常相似。与大多数其他光源一样，使用不恰当的能量或脉宽存在瘢痕或色素沉着的风险（Erceg et al，2013；Salem et al，2013；Shim and Abdullah，2013）。

目前的染料激光器使用罗丹明作为活性介质，可以产生波长在 585~600nm 的激光。这些波长允许更深地渗透到组织中，以治疗分布在深层的病变，同时保持高的血红蛋白选择性。这些波长无可争辩的治疗优势与血红蛋白的选择性吸收有关，这使染料激光成为血管病变治疗的"金标准"，但由于可能形成紫癜，在治疗美容性问题时可能会造成一些不适。

此外，技术创新引入了脉冲光系统，允许波长范围为 500~1200nm 的宽频光谱发射。脉冲光系统的优势在于，它们利用上述激光系统的组件和属于其发射光谱的其他波长，允许多个波长的能量共同作用于靶目标血管。脉冲光在血管治疗中的最大极限与其构造技术有关，这导致在红外线中发射更高的能量，在可见光发射中留下较低比例的光能，而可见光发射中的血红蛋白吸收峰和典型波长都位于染料激光系统的位置。此外，整个可见光光谱的发射涉及皮肤组织中的色素成分，它覆盖了整个可见光光谱，对于更短的波长具有更大的选择性。在 Synchro VasQ 平台上的 Right Light 是一个脉冲光系统，可以在 550~650nm 的波长范围内增强发射性能，以获得更接近染料激光的脉冲光性能，从而创造一个有效和更舒适的治疗。该系统使用罗丹明作为一种荧光物质，可以吸收 550nm 以下的紫外线光谱，并在 550~650nm 的范围内再次发出荧光，罗丹明的峰值在 570nm 左右，在这个转变过程中不会损失能量。所有这一切使得在 550~650nm 范围内获得的能量大于传统的脉冲光系统，这意味着在血管病变上的性能更高。

7 年前，我们开始测试另一种 IPL 的来源；由于 RightLight 技术（Synchro VasQ，DekaMela，Italy）的应用，一种新的脉冲光被优化为 595nm 染料波长。这种新的 IPL，即所谓的窄谱强脉冲光或叫作罗丹明的强脉冲光（r–IPL），其波长为 595nm，最大通量为 $25J/cm^2$，脉冲时间为 3~24ms。有两种不同的光斑尺寸，分别为 $2cm^2$ 和 $6cm^2$。表皮冷却是由手具提供的（Piccolo，2012；Piccolo et al，2016）。

我们治疗了 20 名患者（15 名女性和 5 名男性），年龄为 38 ~ 68 岁（平均年龄 52.3 岁），Fitzpatrick 皮肤分型为 II ~ III 型，主要观察治疗玫瑰痤疮酒渣鼻的毛细血管扩张（图 8.1a、b）。

我们选择了 500nm 的手具：能量 12 ~ 16J/cm²；双脉冲模式，持续时间 5 ~ 10ms；脉冲间延迟

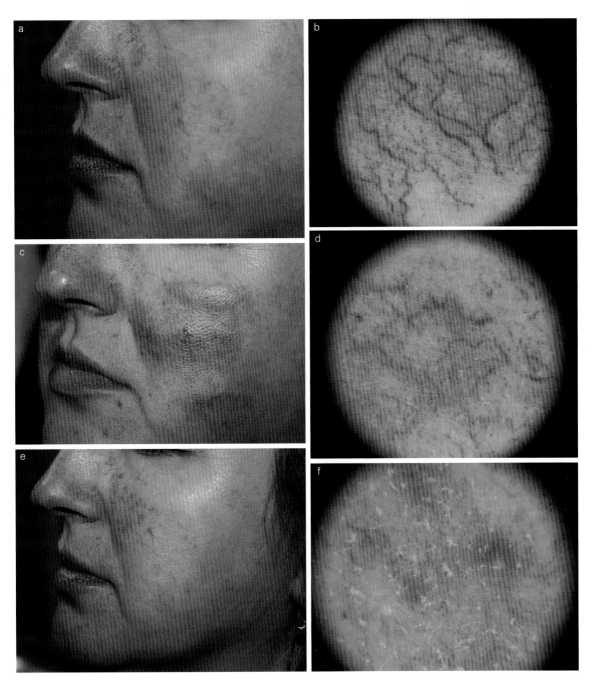

图 8.1　a. 一名年轻男子在治疗前的酒渣鼻毛细血管扩张的临床图片。b. 治疗前进行的皮肤镜检查有助于显示异位血管的数量和规格。c. 治疗后立即拍摄的临床图像。d. 治疗后立即进行的皮肤镜检查显示了颜色从红色到蓝色的变化。在血管持续存在的区域，可能需要一个疗程以上的治疗，因为在第一次治疗中抵抗的血管有可能在下一次治疗中消失。e. 4 次 IPL 治疗后的临床图像。f. 使用皮肤镜确认了出色的临床效果，完全清除了扩张的血管（Courtesy of Dr. Domenico Piccolo, Skin Center Avezzano, Italy）

10ms，IPL 手具提供表皮冷却。随后用 550nm 手具治疗丘疹 – 脓疱皮损：能量，10 ~ 11J/cm^2；双脉冲模式，持续时间 5 ~ 10ms；脉冲间延迟 1ms，IPL 手具提供表皮冷却。

尽管在第二次治疗后观察到血管数量减少和大小适度缩小，丘疹部分消失，患者也依旧需要进行 2 ~ 5 次治疗，间隔时间为 20 ~ 30 天，才能获得持久、明显的效果。在 5 年的随访中，我们发现 17/20 名（85%）患者保持了已取得的成果，完全没有复发；而另外 3 名患者由于丘疹脓疱的轻微复发，需要在 1 年内进行新的治疗。

然后我们用 r–IPL 治疗了 45 名受面部毛细血管扩张影响的患者，参数设置如下：能量范围为 18 ~ 23J/cm^2，8ms 的双脉冲，脉冲间延迟 10ms。需要两个疗程。在治疗过程中，除了手具中的表皮冷却外，所有的额外的表皮冷却都是在患者的烧灼感从轻度转为中度时进行的。根据我们的经验，对于在保守参数下使用 r–IPL 设备（第一遍）时出现明显的红斑和轻微的结痂，可增加能量（第二遍），以达到明显的效果，并减少治疗次数。这个过程中所有患者都未报告有明显的不良反应。

8.3 皮肤镜检查在毛细血管扩张症治疗中的有效性

在激光或 IPL 治疗后立即进行的皮肤镜检查表明，在部分消退的情况下，血管数量减少，因此建议进行另一次治疗（图 8.1c、d），在完全愈合的情况下，所有毛细血管扩张结构消失（图 8.1e、f）。

如果是位于下肢的毛细血管扩张症，皮肤镜检查基本上是肉眼不能清楚看到规格与数量的血管的最佳选择。

治疗后立即进行的皮肤镜检查显示血管收缩，治疗后的血管全部或部分消失。几天后，皮肤镜检查显示一些血管以小结痂的形式受损，这是由于血管壁的坏死造成的。沿着血管长度出现的小结痂预示着良好的临床效果，这在治疗后 30 ~ 45 天可以清楚地看到。同时，重要的是在这个间隔期之前不要再进行治疗，以达到完全愈合的目的（Sevila et al，2004；Piccolo et al，2016）。

在皮肤镜检查中，毛细血管扩张突出显示了扩张和破裂的浅表血管，并量化了待治疗血管的数量和规格，以及伴随的任何光损伤（图 8.2a、b）

使用 IPL，特别是 r–IPL 治疗面部和鼻部毛细血管扩张症，已经取得了很好的效果。接受 IPL 治疗的血管可以产生凝固或收缩的反应。在这两种情况下，每次治疗后立即进行的皮肤镜检查可以显示颜色从红色变为蓝色（凝固）或血管完全消失（收缩），从而帮助对美学结果有良好的预测（Piccolo，2012）（图 8.2c、d）。

在每次激光治疗前使用皮肤镜检查也很重要：在从一个治疗到另一个治疗的 2 周间隔期内，每次治疗前进行的皮肤镜检查显示，治疗后的血管数量逐渐减少和大小逐渐减小。这些皮肤镜下的改变在很大程度上对应着出色的临床效果（Piccolo et al，2014）（图 8.2e）。

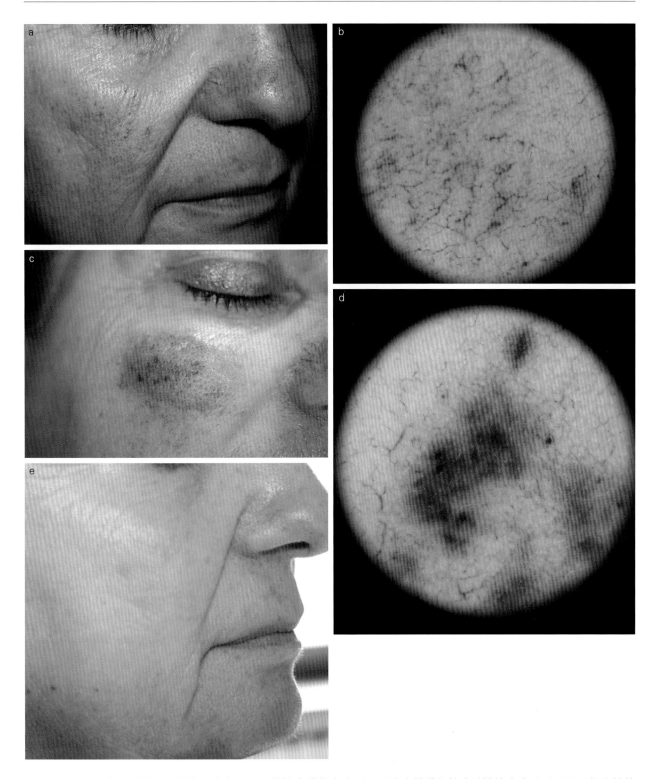

图 8.2 **a.** 一位中年女性治疗前的酒渣鼻毛细血管扩张的临床表现。**b.** 治疗前进行的皮肤镜检查有助于显示异位血管的数量和规格。**c.** 第一次 IPL 治疗后立即拍摄的临床图像。**d.** 第一次 IPL 治疗后立即进行的皮肤镜检查显示了血管的损伤。**e.** 三次 IPL 治疗后的临床图像，临床效果极佳（Courtesy of Dr. Domenico Piccolo, Skin Center Avezzano, Italy）

参考文献

[1] Babilas P, Schreml S, Szeimies RM, et al. Intense pulsed light (IPL): a review. Lasers Surg Med. 2010;42(2):93–104.

[2] Ciocon DH, Boker A, Goldberg DJ. Intense pulsed light: what works, what's new, what's next. Facial Plast Surg. 2009;25(5):290–300.

[3] Erceg A, de Jong EM, van de Kerkhof PC, et al. The efficacy of pulsed dye laser treatment for inflammatory skin diseases: a systematic review. J Am Acad Dermatol. 2013;69(4):609–615.e8.

[4] Myers P, Bowler P, Hills S. A retrospective study of the efficacy of intense pulsed light for the treatment of dermatologic disorders presenting to a cosmetic skin clinic. J Cosmet Dermatol. 2005;4(4):262–266.

[5] Piccolo D. The usefulness of dermoscopy in laser and intense pulsed light treatments. Florence: Remo Sandron Edition; 2012.

[6] Piccolo D, Crisman G, Kostaki D, et al. Rhodamine intense pulsed light versus conventional pulsed light for facial teleangiectasias. J Cosmet Laser Ther. 2016;18(2):80–85.

[7] Piccolo D, Di Marcantonio D, Crisman G, et al. Unconventional use of intense pulsed light. Biomed Res Int. 2014;2014:618206.

[8] Salem SA, Abdel Fattah NS, Tantawy SM, et al. Neodymium–yttrium aluminum garnet laser versus pulsed dye laser in erythemato-telangiectatic rosacea: comparison of clinical efficacy and effect on cutaneous substance (P) expression. J Cosmet Dermatol. 2013;12(3):187–194.

[9] Sevila A, Nagore E, Botella–Estrada R, et al. Videomicroscopy of venular malformations (port–wine stain type): prediction of response to pulsed dye laser. Pediatr Dermatol. 2004;21(5):589–596.

[10] Shim TN, Abdullah A. The effect of pulsed dye laser on the dermatology life quality index in erythematotelangiectatic rosacea patients: an assessment. J Clin Aesthet Dermatol. 2013;6(4):30–32.

9 皮肤镜在激光与 IPL 治疗中的应用：扁平血管瘤和葡萄酒色斑

9.1 鲜红斑痣

葡萄酒色斑（PWS），又称鲜红斑痣，是最常见的先天性血管畸形，发病患儿占全球新生儿总数的 0.3% ~ 0.5%（Jacobs and Walton，1976）。PWS 占新生儿所有血管病变的 1.4%（Osburn et al，1987）。PWS 通常是单纯性皮肤异常，但在极少数情况下，也可能是复杂畸形综合征的一部分，如 Klippel-Trénaunay-Weber 综合征。

PWS 通常始于单侧皮肤或黏膜病变，边界不规则，颜色不均匀，从粉红色到红色再到紫色不等。超过 40% 的 PWS 位于三叉神经（CNV）分布（分支 1 ~ 3 或V1 ~ 3）的面部（Enjolras et al，1985），但也可以发生在身体的任何部位，特别是颈部、上躯干、手臂和腿。PWS 的特征是扩张的毛细血管数量增加，影响到真皮乳头毛细血管环、真皮 – 皮下交界处的水平神经丛或两者的组合，从而导致覆盖皮肤的血红蛋白含量增加。这些血管的深度和大小明显反映了 PWS 的临床表现：亮红色病变通常由扩张的浅血管组成，淡粉红色病变通常由细小的深血管组成，紫色病变由大的深血管组成（Haliasos et al，2013）。

PWS 不会随着时间的推移而消退，但可能会逐渐进展并演变为终身病变。PWS 病变不会增殖和生长，但如果不治疗，它们可能会显示慢性血管扩张呈现更暗、隆起和结节等外观（Finley et al，1984）。肥大是 PWS 的一种常见发展，到第 5 个 10 年，影响到近 2/3 的患者（Geronemus and Ashinoff，1991）。其患病率随着年龄的增长而增加，据报道，发病的高峰年龄为 20 ~ 39 岁（Klapman and Yao 2001；van Drooge et al，2012）。虽然病变的大小和分布不随年龄变化，但年龄的增长与进行性血管扩张和颜色从粉红色到紫色的变化相关（Barsky et al，1980）。

肥厚可以是弥漫性增厚，即鹅卵石状，也可以是结节状（Klapman and Yao，2001；van Drooge et al，2012）。PWS 的鹅卵石状外观可能是局部明显的血管扩张和薄壁和 / 或厚壁血管及其间质增生以及大量上皮、神经和间质错构瘤异常的结果（Finley et al，1984）。

弥漫性增厚和结节状 PWS 都与自发性出血、功能丧失和畸形增加的风险增加有关。对于累及三

The contents of this book are partially based on the Italian language edition: "*The Usefulness of Dermoscopy in Laser and IPL Treatments*", Domenico Piccolo, © DEKA M.E.L.A Srl 2012.

D. Piccolo et al., *Quick Guide to Dermoscopy in Laser and IPL Treatments*,
https://doi.org/10.1007/978-3-319-41633-5_9

叉神经第一支的 PWS，最常见的眼部共患疾病是青光眼，患病率为 30%～70%（Wu et al，2017）。此外，PWS 很少与基底细胞癌（Silapant et al，2004）、化脓性肉芽肿（Sheehan et al，2004）和鳞状细胞癌（Rajan et al，2006）相关。

虽然 PWS 通常被认为是先天性血管病变，但文献中也描述了一些获得性 PWS 的病例（Bansal et al，2015；Freysz et al，2013；Adams and Lucky，2000；Colver and Ryan，1986）。获得性 PWS 在临床和病理上与先天性 PWS 相似（Salim et al，2003）。其中大多数是特发性或继发性的机械性创伤（Senti and Trüeb，2000）。其他潜在原因包括光化暴露、怀孕、药物、肿瘤、冻伤、偏头痛、听神经瘤、腹膜静脉分流阻塞和带状疱疹感染（Bansal et al，2015；Hoque and Holden，2005；Adams and Lucky，2000；Colver and Ryan，1986）。

无论是先天性的还是获得性的 PWS，其确切的发病机制尚不清楚。最被接受的假说是局部交感神经的成熟缺陷导致正常血管张力的丧失，从而导致持续的血流，出现 PWS 中常见的血管扩张（Rosen and Smoller，1987；Lanigan and Cotterill，1990）。RASA1 和血管内皮细胞生长因子（VEGF）的突变也与 PWS 的发生和发展有关（Hershkovitz et al，2008；Vura et al，2008 年）。对于创伤相关的 PWS，有人提出损伤可能会影响先前有效的局部血管神经支配，从而导致这些损害的发展（Adams and Lucky，2000）。

尽管大多数 PWS 损伤不会危及生命，但随着患者年龄的增长，终身持续和逐渐恶化可能会导致美学障碍和功能受损。PWS 的明显表现通常被认为是一种损容性问题，伴随而来的社会性耻辱通常会导致受影响的个人及其家庭的情绪和心理困扰（Malm and Carlberg，1988；Lanigan and Cotterill，1989）。PWS 患者有深刻的尴尬感和羞耻感以及低自尊，妨碍了社交技能的发展。几项研究报道称，PWS 的存在对生活质量（QoL）有显著的负面影响（van der Horst et al，1997；Masnari et al，2013；Hagen et al，2017），因此表明这种疾病不仅仅是一种美学皮肤问题。患有 PWS 的负担等同于其他皮肤病。Hagen 及其合作者（2017）使用 Skindex-29 仪器测量了 244 名面部 PWS 患者的 QoL，并发现复合皮肤病学特异性 QoL 评分与皮肤 T 细胞淋巴瘤、酒渣鼻、脱发和白癜风的评分相似。在这项研究中，与老年患者相比，年轻患者的生活质量受损更大，尤其是在情绪方面。

9.2　治疗方案

如今，PWS 管理仍然是一个挑战。PWS 患者治疗的基本原理基于这样一个概念，即早期激光干预可以降低不必要的相关影响的可能性和严重性，如肥大、自发性出血、毁容，以及心理社会发病率（Hagen et al，2017）。尽管目前的治疗方案，如血管选择性激光，已被证明在治疗 PWS 方面是有效的，但这些治疗远不是最佳的。根据文献报道，无论治疗方式如何，12%～85% 的 PWS 患者的病灶清除率低于 50%（Chen et al，2012；Astner and Anderson，2005）。

脉冲染料激光、Nd:YAG 激光、紫翠宝石激光和半导体激光是治疗 PWS 最常用的激光（Li et al，2010；Burns and Navarro，2009）。其中，脉冲染料激光（PDL，595nm）是 PWS 皮损的首选治疗方法（图 9.1a、b）。利用选择性光热分解原理，PDL 被氧合和脱氧血红蛋白吸收，产生热、光凝和红细胞聚集，最终导致内皮细胞坏死。随后，严重的血管损伤会导致血流量的严重减少甚至断流（Heger et al，2005）。之后，在愈合过程中，光凝的血管被正常大小的毛细血管取代，导致真皮血液含量减少，从而导致 PWS 红肿改善（Reddy et al，2013；Jia et al，2010）。然而，在一些情况下，在基于皮肤创伤的正常愈合反应的血管重塑阶段，损伤不足的血管可能会再生得太广泛，从而阻碍皮肤血液含量的减少（Phung et al，2008；Jia et al，2010）。临床上，靶血管的完全光凝与良好的清除有关（Fiskerstrand et al，1996a、b），约占 40% 的病例（Greve and Ralin，2004）（图 9.1c、d）。PWS 血管的不完全光凝与不理想或没有清除有关，分别在 20%～46% 和 14%～40% 的患者中普遍存在（Fiskerstrand et al，1996a、b；Greve and Raulin，2004；Hohenleutner et al，1995）。PDL 反应的这种异质性的原因还没有得到完全解释。一般来说，减少光穿透性的因素，如叠加的血管和高黑色素含量，以及增加的 PWS 血管密度、直径或深度，可能会对 PDL 产生负面影响。在这些因素中，血管深度可能是决定 PWS 治疗效果的最重要的特征。由于 PDL 最多能穿透皮肤 2mm，非常小和深的血管对 PDL 治疗的敏感性不佳。此外，治疗后伤口愈合反应后继发的血管再形成也可能是 PDL 治疗的内在局限性（Phung et al，2008）。据研究报道，在 PDL 治疗后的 5 年内，有 16.3%～50% 的患者出现了皮损再暗化（Michel et al，2001；Orten et al，1996）。

　　PDL 的疗效还可能与以下因素有关：

　　（1）治疗时的年龄。年轻患者表现出较好的 PDL 反应，主要是由于真皮较薄，表皮黑色素较少，

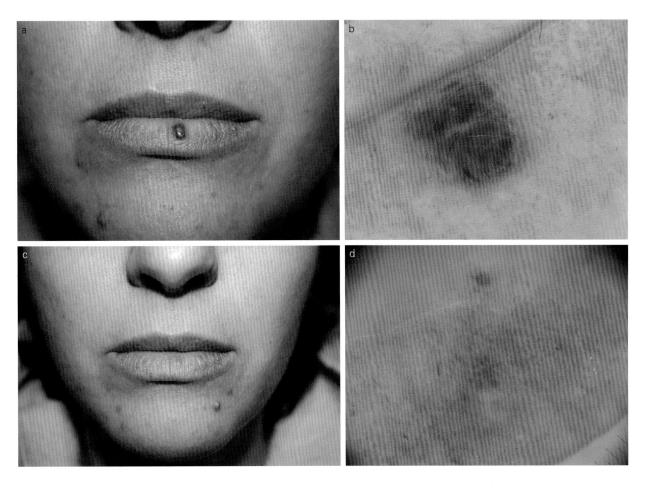

图 9.1　a. 年轻女性下唇 PWS 治疗前的临床照片。b. 病变的皮肤镜图像。c. 3 次 Nd:YAG 激光治疗后的临床图像。d. 皮肤镜检查显示，由于靶血管完全光凝，血管畸形完全清除（Courtesy of Dr. Domenico Piccolo，Skin Center Avezzano，Italy）

真皮胶原较少。因此，越早进行治疗，解决问题的机会就越大。此外，在他们的一生中，所有的血管瘤都会经历重构，这使得治疗变得更加困难。因此，成年人的 PWS 治疗使用的能量通量比儿童高得多。这是患者面临不良事件的主要风险原因，治疗成功的可能性也相应降低。

（2）解剖位置。面部损伤与颈部、躯干和四肢相比具有更好的反应（Sommer et al，2003；Shi et al，2014；Woo et al，2006）。对不同面部区域的损伤的影响也是可变的，中央前额损伤表现出最佳反应，其次是周围面部损伤，最后是中央面部损伤，这可能是由于不同区域的皮肤厚度不同（Renfro and Geronemus，1993；Nguyen et al，1998）。

（3）病变厚度。PDL 治疗对肥大和结节反应不佳（Izikson et al，2009）。

（4）PWS 损伤的大小。较小（40cm^2）的损伤（Nguyen et al，1998）。

（5）治疗次数。研究已经表明，接受大量治疗的患者具有更好的激光反应，每次治疗约有 10% 的改善（Koster et al，2001）。然而，许多最初反应良好的 PWS 可能会对连续的 PDL 治疗表现出减弱的反应，直到达到一个平台，因此没有看到进一步的改善（Nguyen et al，1998）。这种现象可能是激光治疗对血管形态的影响的次要原因。几项研究证明，先前的 PDL 治疗导致治疗后血管更小和更深（Hohenleutner et al，1995；Fiskerstrand et al，1996a、b；Sivarajan and Mackay，2005）。由于血管变小，较深的血管更难治疗，因此先前使用 PDL 的治疗可能会显著增加对后续治疗的抵抗力（Savas et al，2013）。为了增强 PWS 清除率，有时会使用替代激光和光源治疗难治性病变，如长脉冲 1064nm Nd:YAG 激光、755nm 紫翠宝石激光和 PDT，最终联合使用抗血管生成药物，以进一步改善（Izikson et al，2009）。

据研究报道，大多数患者术后出现短暂的副作用，包括水肿、红斑、水疱和结痂，持续数小时，有时长达数天或数周。也可能发生更持久的影响（Brightman et al，2015）。由于黑素小体受损和 / 或炎症变化，1.4% 的患者出现了色素沉着和色素减退等色素改变，而萎缩性和肥厚性瘢痕分别出现在 4.3% 和 0.7% 的患者中（Haedersdal et al，1998；Astner and Anderson，2005）。

当激光治疗不可用或当需要低不良反应、不会产生紫癜的治疗时，强脉冲光（IPL）可能是 PDL 治疗 PWS 的有效替代品。在一项评估 IPL 对 15 名 PDL 耐药 PWS 患者疗效的研究中，大约一半的患者获得了 50% 以上的病变减少（Bjerring et al，2003）。在另一项针对 30 名先前未经治疗的 PWS 患者的研究中，发现 100% 的患者表现出超过 25% 的清除率，而 30% 的患者能够实现 75% 的清除率（Dong et al，2010）。Babilas 及其同事（2010）使用 IPL 和 PDL 进行了一项半脸研究，发现波长范围为 555～950nm 的 IPL 比 PDL（λ=585nm）取得了更好的结果。另一方面，在另一项头对头研究中，Faurschou 等（2009）评估了 20 名 PWS 患者，发现 PDL 和 IPL 均减轻了 PWS，但 PDL（65%）的中位临床改善明显优于 IPL（30%）。然而，在某些治疗参数下，IPL 有可能成为 PWS 清除的有效治疗方法，无论是在减少治疗次数还是提高每次治疗的效率方面，尤其是对于 PDL 治疗无效的这些病变。

在本章中，我们选定了许多 PWS 案例，并观察用 IPL 治疗的结果。IPL 的选择基于其脉冲和通量的可变性，以及将能量分成不同脉冲的可能性，允许额外加热，从而引起不同直径和不同深度的血管凝固（Piccolo et al，2014）。使用 500nm 滤光片（46mm×10mm）。分别使用 5ms 和 10ms 的两个脉冲，延迟 10ms。所选的能量通量是结果的决定因素，在 14～17J/cm^2 之间变化，连续进行 2～3 次。IPL 系统的操作需要有丰富的经验，应在良好的皮肤镜检查的帮助下进行，以确定要治疗的血管类型（Piccolo，2012；Piccolo，2014）。

9.3　皮肤镜在扁平血管瘤和鲜红斑痣治疗中的有效性

皮肤镜下可见两种与其组织学相关的主要微血管图像：①浅表或斑块图像（类型 1），由红色小球和圆点组成，对应于乳头状真皮中扩张的毛细血管环；②深层图像（类型 2），其红色环结构对应于位于水平血管丛深处的扩张的血管（Motley et al，1997；Eubank and McBurney，2001；Procaccini et al，2001；Haliasos et al，2013）。最近，Procaccini 等（2001）提出了另一种由灰白色面纱组成的图案，该面纱的存在与深 PWS 有关。此外，Sevila 等（2004）观察到另外两个皮肤镜检查结果：①完全没有先前报道的任何图案的未明确图案，以及存在白色线状结构的条纹，背景为玫瑰色、白色或蓝色；②中央棕色点周围有苍白的光晕。

根据文献报道，在皮肤镜下观察到的模式和特征与 PWS 的解剖学区域有密切的关联。Eubacks 和 McBurney（2001）报道说，位于三叉神经第三支、颈部和胸部的病变更可能具有浅层的 1 型模式，而位于三叉神经第二支和四肢远端的病变更可能具有深层的 2 型模式。相反，Sevila 等（2004）没有发现与所涉及的三叉神经分支有关的模式有统计学上的显著差异，而是与面部中心与周围的分布有关。

治疗前进行的皮肤镜检查有效地突出显示了需要治疗的血管的数量和厚度，以及血管的深度（图 9.2a、b，图 9.3a、b，图 9.4a、b，图 9.5a、b）。

目标血管越浅表，治疗的反应就越好。治疗后立即进行的皮肤镜检查显示颜色从红色变为蓝色（图 9.2c、d，图 9.3c、d，图 9.4c、d，图 9.5c、d）。

被击中的血管数量越多，在治疗后的几天内发生相应损害的风险就越大，从而导致糜烂和结痂的形成。然而，结痂的存在并不影响最终结果：通常，最密集治疗的区域是那些将呈现最佳最终结果的区域。

在血管持续存在的区域，可能需要进行多次治疗，因为在第一次治疗中抵抗的血管可能会在下一次治疗中消失。这提供了极好的临床结果（图 9.2e、f，图 9.5c、d，图 9.6a、b）。

最近，血管滤光片配备了一些图像分析软件工具，以便临床医生和患者能够轻松验证激光治疗的疗效（图 9.6c，图 9.7a、b，图 9.8a、b）。

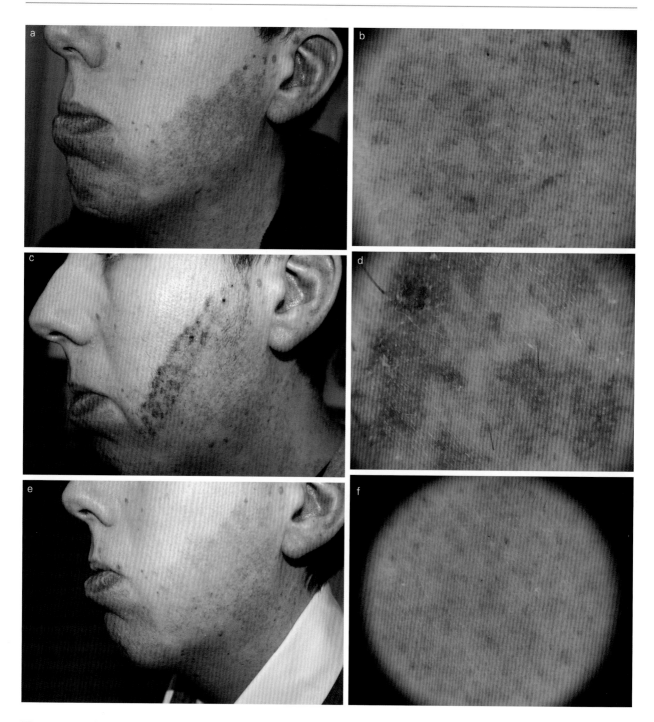

图9.2 a. 治疗前年轻男性脸颊扁平血管瘤的临床照片。b. 在治疗前进行的皮肤镜检查有助于突出显示数量和规格，以及要治疗的血管的深度。c. 治疗后立即拍摄的临床图像。d. 治疗后立即进行的皮肤镜检查显示颜色从红色变为蓝色。在血管持续存在的区域，可能需要进行多次治疗，因为在第一次治疗中抵抗的血管可能会在下一次治疗中消失。e. 3 次染料激光治疗后的临床图像。f. 在皮肤镜检查中证实了良好的临床结果（Courtesy of Dr. Domenico Piccolo, Skin Center Avezzano, Italy)

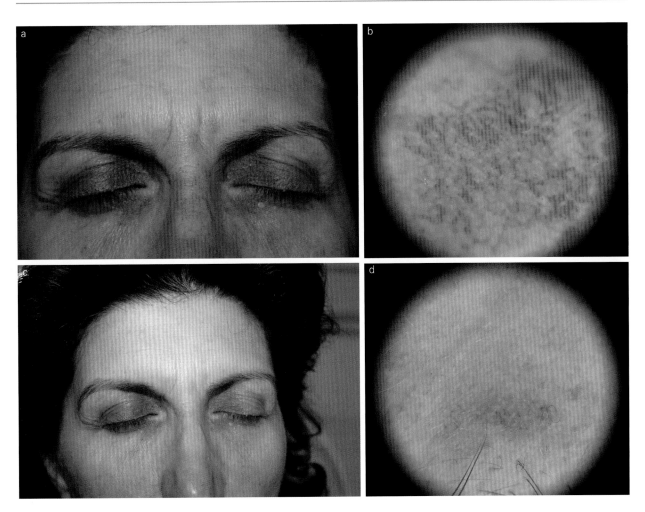

图 9.3　**a.** 女性鼻子和眉间未经治疗的 PWS 临床照片。**b.** 病变的皮肤镜图像显示小血管数量增加。**c.** 3 次 Nd:YAG 激光治疗后的临床图像。**d.** 皮肤镜检查显示，由于靶血管完全光凝，血管畸形完全清除（Courtesy of Dr. Domenico Piccolo，Skin Center Avezzano，Italy）

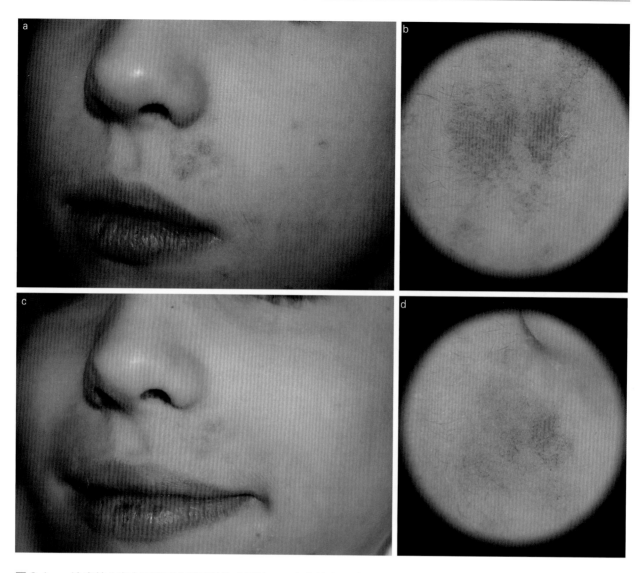

图 9.4　**a.** 治疗前儿童上唇扁平血管瘤的临床照片。**b.** 病变的皮肤镜图像突出显示小血管数量增加。**c.** 2 次 Nd∶YAG 激光治疗后的临床图像。**d.** 皮肤镜检查显示病变完全清除（Courtesy of Dr. Domenico Piccolo，Skin Center Avezzano，Italy）

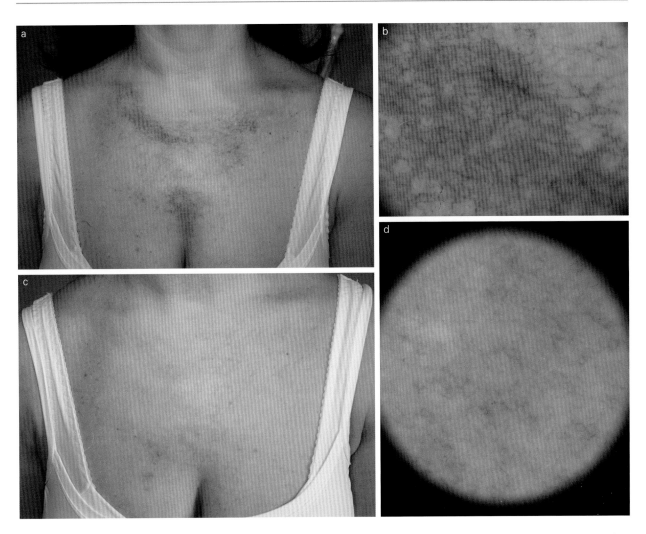

图 9.5　a. 一名年轻女性未接受任何治疗前的前胸 PWS 临床照片。b. 病变的皮肤镜图像显示小血管数量增加。c. 3 次 Nd:YAG 激光治疗后的临床图像。d. 皮肤镜检查显示，由于靶血管完全光凝，血管畸形完全清除（Courtesy of Dr. Domenico Piccolo, Skin Center Avezzano, Italy）

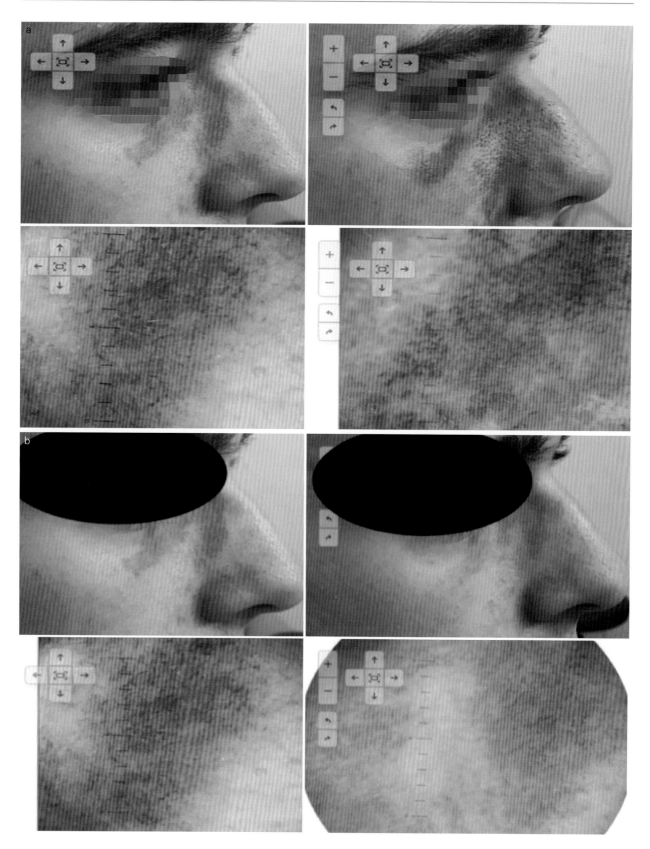

图 9.6　**a.** 年轻男性面部血管瘤在治疗前和一次染料激光治疗后的临床和皮肤镜照片。**b.** 治疗前和染料激光治疗 48 天后的临床和皮肤镜照片。**c.** 该软件的血管滤镜突出显示了血管瘤成分的显著减少（Courtesy of Dr. Domenico Piccolo, Skin Center Avezzano, Italy）

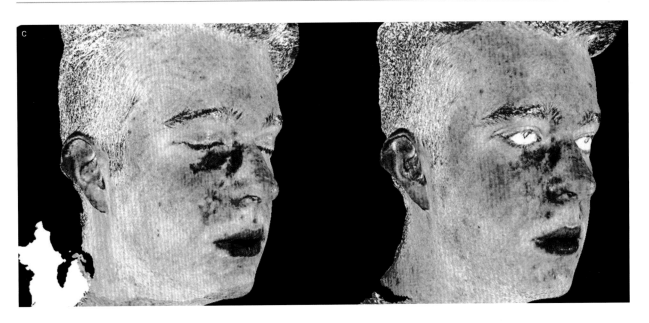

图 9.6 （续）

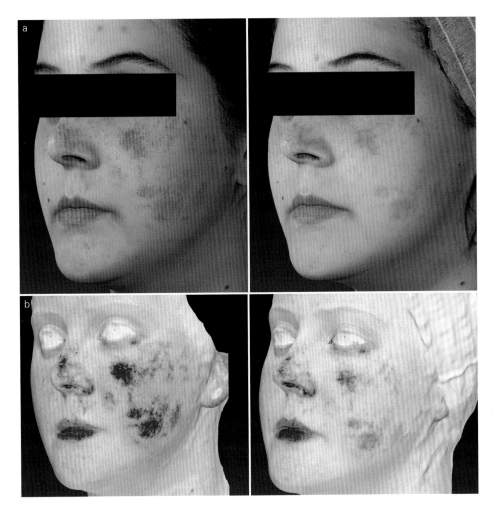

图 9.7　**a.** 一位年轻女性的面部血管瘤在进行任何治疗前和 3 次染料激光治疗后的临床图片。**b.** 软件的血管滤镜突出显示了血管成分的明显减少（Courtesy of Dr. Domenico Piccolo, Skin Center Avezzano, Italy）

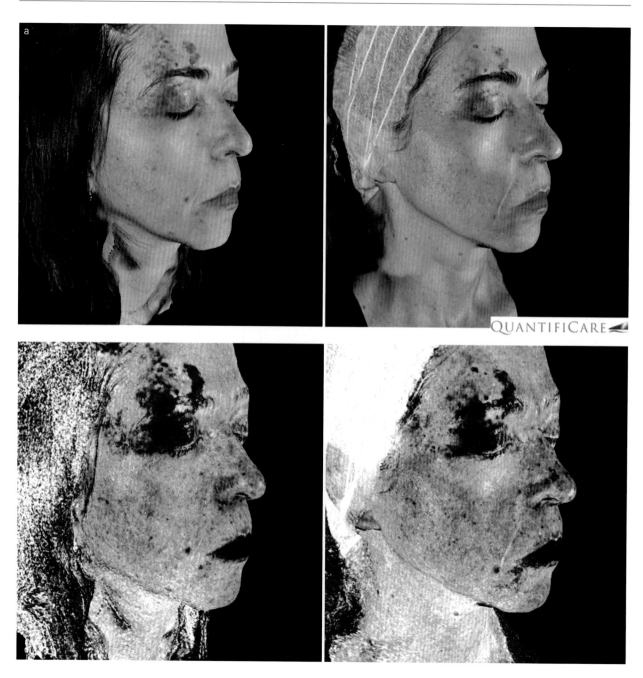

图 9.8　a. 一位年轻女性的眼周血管瘤在进行任何治疗前和 3 次染料激光治疗后的临床图片。b. 软件的血管滤镜突出显示了血管成分的明显减少（Courtesy of Dr. Domenico Piccolo，Skin Center Avezzano，Italy）

参考文献

[1] Adams BB, Lucky AW. Acquired portwine stains and antecedent trauma: case report and review of the literature. Arch Dermatol. 2000;136:897–899.

[2] Astner S, Anderson RR. Treating vascular lesions. Dermatol Ther. 2005;18:267–281.

[3] Babilas P, Schreml S, Eames T, et al. Split–face comparison of intense pulsed light with short– and long–pulsed dye lasers for the

treatment of port−wine stains. Lasers Surg Med. 2010;42:720−727.

[4] Bansal S, Garg VK, Wadhwa B, et al. Acquired port−wine stain in an adult male: first reported case from India with review of literature. Indian J Dermatol. 2015;60:104.

[5] Barsky SH, Rosen S, Geer DE, et al. The Nature and Evolution of Port Wine Stains: A Computerassisted Study. J Invest Dermatol. 1980;74(3):154−157.

[6] Bjerring P, Christiansen K, Troilius A. Intense pulsed light source for the treatment of dye laser resistant port−wine stains. J Cosmet Laser Ther. 2003;5:7−13.

[7] Brightman LA, Geronemus RG, Reddy KK. Laser treatment of port−wine stains. Clin Cosmet Investig Dermatol. 2015;8:27−33.

[8] Burns AJ, Navarro JA. Role of laser therapy in pediatric patients. Plast Reconstr Surg. 2009;124(1 Suppl):82e−92e.

[9] Chen JK, Ghasri P, Aguilar G, et al. An overview of clinical and experimental treatment modalities for port wine stains. J Am Acad Dermatol. 2012;67:289−304.

[10] Colver GB, Ryan TJ. Acquired port−wine stain. Arch Dermatol. 1986;122:1415−1416.

[11] Dong X, Yu Q, Ding J, et al. Treatment of facial port−wine stains with a new intense pulsed light source in Chinese patients. J Cosmet Laser Ther. 2010;12:183−187.

[12] van Drooge AM, Beek JF, van der Veen JP, et al. Hypertrophy in port−wine stains: prevalence and patient characteristics in a large patient cohort. J Am Acad Dermatol. 2012;67:1214−1219.

[13] Enjolras O, Riche MC, Merland JJ. Facial port−wine stains and Sturge−Weber syndrome. Pediatrics. 1985;76:48−51.

[14] Eubanks LE, McBurney EI. Videomicroscopy of port−wine stains: correlation of location and depth of lesion. J Am Acad Dermatol. 2001;44:948−951.

[15] Faurschou A, Togsverd−Bo K, Zachariae C, et al. Pulsed dye laser vs. intense pulsed light for port−wine stains: a randomized side−by−side trial with blinded response evaluation. Br J Dermatol. 2009;160:359−364.

[16] Finley JL, Noe JM, Arndt KA, et al. Port−wine stains. Morphologic variations and developmental lesions. Arch Dermatol. 1984;120:1453−1455.

[17] Fiskerstrand EJ, Svaasand LO, Kopstad G, et al. Laser treatment of port wine stains: therapeutic outcome in relation to morphological parameters. Br J Dermatol. 1996a;134:1039−1043.

[18] Fiskerstrand EJ, Svaasand LO, Kopstad G, et al. Photothermally induced vessel−wall necrosis after pulsed dye laser treatment: lack of response in port−wine stains with small sized or deeply located vessels. J Invest Dermatol. 1996b;107:671−675.

[19] Freysz M, Cribier B, Lipsker D. Fegelers syndrome, acquired port−wine stain or acquired capillary malformation: three cases and a literature review. Ann Dermatol Venereol. 2013;140:341−346.

[20] Geronemus RG, Ashinoff R. The medical necessity of evaluation and treatment of port− wine stains. J Dermatol Surg Oncol. 1991;17:76−79.

[21] Greve B, Raulin C. Prospective study of port wine stain treatment with dye laser: comparison of two wavelengths (585 nm vs 595 nm) and two pulse durations (0.5 milliseconds vs 20 milliseconds). Lasers Surg Med. 2004;34:168−173.

[22] Haedersdal M, Gniadecka M, Efsen J, et al. Side effects from the pulsed dye laser: the importance of skin pigmentation and skin redness. Acta Derm Venereol. 1998;78:445−450.

[23] Hagen SL, Grey KR, Korta DZ, et al. Quality of life in adults with facial port−wine stains. J Am Acad Dermatol. 2017;76(4):695−702.

[24] Haliasos EC, Kerner M, Jaimes N, et al. Dermoscopy for the pediatric dermatologist, part ii: dermoscopy of genetic syndromes with cutaneous manifestations and pediatric vascular lesions. Pediatr Dermatol. 2013;30:172−181.

[25] Heger M, Beek JF, Moldovan NI, et al. Towards optimization of selective photothermolysis: prothrombotic pharmaceutical agents as potential adjuvants in laser treatment of port wine stains. A theoretical study. Thromb Haemost. 2005;93:242−256.

[26] Hershkovitz D, Bercovich D, Sprecher E, et al. RASA1 mutations may cause hereditary capillary malformations without arteriovenous malformations. Br J Dermatol. 2008;158:1035−1040.

[27] Hohenleutner U, Hilbert M, Wlotzke U, et al. Epidermal damage and limited coagulation depth with the flashlamp−pumped pulsed dye laser: a histochemical study. J Invest Dermatol. 1995;104:798−802.

[28] Hoque S, Holden C. Acquired port wine stain following oral isotretinoin. Clin Exp Dermatol. 2005;30:587−588.

[29] van der Horst CM, de Borgie CA, et al. Psychosocial adjustment of children and adults with port wine stains. Br J Plast Surg. 1997;50:463−467.

[30] Izikson L, Nelson JS, Anderson RR. Treatment of hypertrophic and resistant port wine stains with a 755 nm laser: a case series of 20 patients. Lasers Surg Med. 2009;41:427−432.

[31] Jacobs AH, Walton RG. The incidence of birthmarks in the neonate. Pediatrics. 1976;58:218−222.

[32] Jia W, Sun V, Tran N, et al. Long−term blood vessel removal with combined laser and topical rapamycin antiangiogenic therapy: implications for effective port wine stain treatment. Lasers Surg Med. 2010;42:105−112.

[33] Klapman MH, Yao JF. Thickening and nodules in port−wine stains. J Am Acad Dermatol. 2001;44:300−302.

[34] Koster PHL, van der Horst CMAM, van Gemert MJC, et al. Histologic evaluation of skin damage after overlapping and

nonoverlapping flashlamp pumped pulsed dye laser pulses: A study on normal human skin as a model for port wine stains. Laser Surg Med. 2001;28(2):176–181.

[35] Lanigan SW, Cotterill JA. Psychological disabilities amongst patients with port wine stains. Br J Dermatol. 1989;121:209–215.

[36] Lanigan SW, Cotterill JA. Reduced vasoactive responses in port wine stains. Br J Dermatol. 1990;122:615–622.

[37] Li G, Lin T, Wu Q, et al. Clinical analysis of port wine stains treated by intense pulsed light. J Cosmet Laser Ther. 2010;12:2–6.

[38] Malm M, Carlberg M. Port–wine stain––a surgical and psychological problem. Ann Plast Surg. 1988;20:512–516.

[39] Masnari O, Schiestl C, Rössler J, et al. Stigmatization predicts psychological adjustment and quality of life in children and adolescents with a facial difference. J Pediatr Psychol. 2013;38:162–172.

[40] Michel S, Landthaler M, Hohenleutner U. Recurrence of port - wine stains after treatment with the flashlamp - pumped pulsed dye laser. Br J Dermatol. 2001;143(6):1230–1234.

[41] Motley RJ, Lanigan SW, Katugampola GA. Videomicroscopy predicts outcome in treatment of port–wine stains. Arch Dermatol. 1997;133:921–922.

[42] Nguyen CM, Yohn JJ, Huff C, et al. Facial port wine stains in childhood: prediction of the rate of improvement as a function of the age of the patient, size and location of the port wine stain and the number of treatments with the pulsed dye (585 nm) laser. Br J Dermatol. 1998;138:821–825.

[43] Orten SS, Waner M, Flock S, et al. Port–wine Stains: An Assessment of 5 Years of Treatment. Archives of Otolaryngology – Head and Neck Surgery. 1996;122(11):1174–1179.

[44] Osburn K, Schosser RH, Everett MA. Congenital pigmented and vascular lesions in newborn infants. J Am Acad Dermatol. 1987;16:788–792.

[45] Phung TL, Oble DA, Jia W, Benjamin LE, et al. Can the wound healing response of human skin be modulated after laser treatment and the effects of exposure extended? Implications on the combined use of the pulsed dye laser and a topical angiogenesis inhibitor for treatment of port wine stain birthmarks. Lasers Surg Med. 2008;40:1–5.

[46] Piccolo D. The usefulness of dermoscopy in laser and intense pulsed light treatments. Remo Sandron: Florence; 2012.

[47] Piccolo D, Di Marcantonio D, Crisman G, et al. Unconventional use of intense pulsed light. Biomed Res Int. 2014;2014:618206.

[48] Procaccini EM, Argenziano G, Staibano S, et al. Epiluminescence microscopy for port– wine stains: pretreatment evaluation. Dermatology. 2001;203:329.

[49] Rajan N, Ryan J, Langtry JAA. Squamous Cell Carcinoma Arising Within a Facial Port–Wine Stain Treated by Mohs Micrographic Surgical Excision. Dermatol Surg. 2006;32(6):864–866.

[50] Reddy KK, Brauer JA, Idriss MH, et al. Treatment of port–wine stains with a short pulse width 532–nm Nd:YAG laser. J Drugs Dermatol. 2013;12:66–71.

[51] Renfro L, Geronemus RG. Anatomical differences of port wine stains in response to treatment with the pulsed dye laser. Arch Dermatol. 1993;129:182–188.

[52] Rosen S, Smoller B. Pathogenesis of port wine stains. A new hypothesis. Med Hypotheses. 1987;22:365–368.

[53] Salim A, Kurwa H, Turner R. Acquired port–wine stain associated with glaucoma. Clin Exp Dermatol. 2003;28:230–231.

[54] Savas JA, Ledon JA, Franca K, et al. Pulsed dye laser–resistant port–wine stains: mechanisms of resistance and implications for treatment. Br J Dermatol. 2013;168:941–953.

[55] Senti G, Trüeb RM. Acquired naevus flammeus (Fegeler syndrome). Vasa. 2000;29:225–228.

[56] Sevila A, Nagore E, Botella–Estrada R, et al. Videomicroscopy of Venular Malformations (Port–Wine Stain Type): Prediction of Response to Pulsed Dye Laser. Pediatr Dermatol. 2004;21(5):589–596.

[57] Sheehan DJ, Lesher JL Jr. Pyogenic granuloma arising within a Port–Wine Stain. Cutis. 2004;73(3):175–180.

[58] Shi W, Wang J, Lin Y, et al. Treatment of port wine stains with pulsed dye laser: a retrospective study of 848 cases in Shandong Province, People's Republic of China. Drug Des Devel Ther. 2014;8:2531–82014.

[59] Silapunt S, Goldberg LH, Thurber M, et al. Basal cell carcinoma arising in a port–wine stain. Dermatol Surg. 2004;30:1241–1245.

[60] Sivarajan V, Mackay IR. Noninvasive in vivo assessment of vessel characteristics in capillary vascular malformations exposed to five pulsed dye laser treatments. Plast Reconstr Surg. 2005;115:1245–1252.

[61] Sommer S, Seukeran DC, Sheehan–Dare RA. Efficacy of pulsed dye laser treatment of port wine stain malformations of the lower limb. Br J Dermatol. 2003;149:770–775.

[62] Vural E, Ramakrishnan J, Cetin N, et al. The expression of vascular endothelial growth factor and its receptors in port–wine stains. Otolaryngol Head Neck Surg. 2008;139:560–564.

[63] Woo SH, Ahn HH, Kim SN, et al. Treatment of vascular skin lesions with the variable–pulse 595 nm pulsed dye laser. Dermatol Surg. 2006;32:41–48.

[64] Wu Y, Yu RJ, Chen D, et al. Glaucoma in patients with eyes close to areas affected by port–wine stain has lateral and gender predilection. Chin Med J. 2017;130:2922–2926.

10 皮肤镜在激光与 IPL 治疗中的应用：痤疮和创伤后瘢痕

10.1 痤疮及痤疮瘢痕

痤疮是一种皮脂腺单位的慢性炎症性疾病，临床特征是出现粉刺、炎性丘疹、脓疱，有时还会出现结节和囊肿。据估计，痤疮影响全球 9.4% 的人口，是全球第八大流行疾病（Tan and Bhate，2015）。流行病学研究表明，痤疮影响了近 80% 的 12 ~ 25 岁年轻人（Kraning and Odland，1979；James，2005）。尽管青春期后青少年更常见，男孩更常受到影响，尤其是更严重的疾病（Ghodsi et al，2009 年），但 20% ~ 40% 的病例持续到第 4 个和第 5 个 10 年（持续性痤疮），或在老年时首次发作（晚发性痤疮，Gollnick and Zouboulis，2014；Degitz and Ochsendorf，2017）。

痤疮的发病机制归因于多种因素，如毛孔粗大、毛囊角质化异常、皮脂质量的改变、雄性激素活性、痤疮丙酸杆菌的增殖和毛囊周围炎症的产生（Layton，2001；Degitz et al，2007）。此外，各种生理因素和外源性因素是触发因素或调节因素，包括雄激素、生长因子（即 IGF-1）、神经内分泌介质、药物和西方饮食习惯（高血糖负荷的食物、乳制品）（Gollnick，2015；Moradi Tuchayi et al，2015）。在一些患者中，对痤疮丙酸杆菌的严重炎症反应导致了永久性的毁容性瘢痕。

人们对痤疮瘢痕的总体流行率尚未完全明确。在一项法国人群的分析中，使用一份经验性的自我管理问卷，在 3305 名 25 ~ 40 岁女性中确定痤疮后遗症病例。在该分析中观察到瘢痕的患病率为 49%（Poli et al，2001）。另一项在香港青少年中进行的自我报告调查发现，类似的瘢痕患病率为 52.6%（Yeung et al，2002）。Goulden 等（1999）对 231 名女性和 130 名年龄超过 25 岁的男性进行了面部痤疮检查，发现男性和女性的痤疮瘢痕患病率分别为 11% 和 14%。Kilkenny 等（1998 年）报道，在 266 名 16 ~ 18 岁的澳大利亚学生中，瘢痕的患病率为 26.1%。同样，在 Lauermann 等（2016 年）进行的另一项研究中，在 2201 名 18 岁的男性青少年中，22% 的人出现痤疮瘢痕。

同样，在 Lauermann 等（2016 年）进行的另一项研究中，在 2201 名 18 岁的男性青少年中，22% 表现出痤疮瘢痕。萎缩性瘢痕的发病机制尚不完全清楚。它很可能与炎症介质和胶原纤维及皮下脂肪的酶促降解有关（Fife，2011）。瘢痕的发展倾向因人而异，显然取决于愈合第一阶段的个别不同免疫反

© Springer Nature Switzerland AG 2020

D. Piccolo et al., *Quick Guide to Dermoscopy in Laser and IPL Treatments*,

https://doi.org/10.1007/978-3-319-41633-5_10

应（Holland et al，2004；Saint-Jean et al，2016）。Holland 等（2004）报道，在容易形成瘢痕的患者中，早期病变有大量活跃的非特异性炎症反应，在病变消退的同时消退。相反，在不易形成瘢痕的患者中，早期病变具有更小、更特异的免疫反应，在消除病变时，免疫反应增强并激活，这表明这种过度和延长的免疫反应可能会导致瘢痕形成。

尽管据报道，瘢痕主要发生在严重痤疮患者中（Lauermann et al，2016），但痤疮的程度并不总是与瘢痕的发生率或严重程度相关。在最近一项针对 1972 名痤疮患者的研究中，43% 的人有痤疮瘢痕。其中，有痤疮瘢痕的受试者更容易出现严重或非常严重的痤疮（$P < 0.01$）；然而，69% 的痤疮瘢痕患者在研究访视时有轻度或中度痤疮（Tan et al，2017a、b）。同样，Hayashi 等（2015）报道称，有瘢痕的患者比没有瘢痕的患者经历了明显更严重的痤疮症状（$P=0.025$），尽管有瘢痕患者中有 15.0% 的人只经历了轻微的痤疮。这些结果表明，瘢痕可能发生于更温和的痤疮类型。痤疮的延迟治疗和持续时间也可能与瘢痕的程度和严重程度有关。Layton 等（1994）表明，在 3 年的平均痤疮持续时间后，高达 95% 的人经历了一定程度的面部瘢痕。瘢痕形成的其他风险因素包括遗传因素、无效炎症反应、年轻时痤疮发作、频繁复发、躯干定位和种族（Tan et al，2017a、b）。

重要的是要认识到，瘢痕是个别病变的后遗症，因此可以发生在痤疮的任何阶段。几乎所有的痤疮瘢痕都源自炎症后病变，包括点状红斑（83%），只有少量（16%）源自炎症性痤疮病变，如丘疹和脓疱（Tan et al，2017a、b）。此外，瘢痕可能是用指甲挤压或挑破皮损的后果。一旦发生瘢痕，它通常是永久性的，并且往往随着时间的推移而恶化，这主要是由于机体正常衰老的影响（O'Daniel，2011）。

根据胶原蛋白的异常产生或降解，有两种基本的瘢痕类型，其发病机制和临床处理方法各不相同。多达 80% ~ 90% 的痤疮瘢痕患者有所谓的萎缩性瘢痕，或与真皮层胶原蛋白净损失有关的瘢痕，而这些患者中只有 10% ~ 20% 发展为肥厚性瘢痕或瘢痕疙瘩（由于在愈合过程中胶原蛋白生成旺盛）。除了胶原蛋白的变化，这些瘢痕可以是红斑、色素沉着和 / 或色素减退，因为痤疮瘢痕可因炎症后红斑（PIE）和 / 或炎症后色素沉着（PIH）而变得更加突出。PIE 是指与伤口愈合有关的微血管扩张导致的局部皮肤红斑，最常见于较浅的皮肤类型（I ~ III型）（Bae-Harboe and Graber，2013）。另一方面，PIH 描述随后的色素变化，它通常见于较深的皮肤类型（IV ~ VI型）（Davis and Callender，2010）。PIH 可能是由于皮肤炎症，以及痤疮的积极治疗后，黑色素的过度生成或色素的不规则分散造成的（Stratigos and Katsambas，2004）。

很多文献资料已经提出了应用多种工具来评估痤疮瘢痕的严重性，尤其是萎缩性瘢痕（Fife，2011；Fabrocini et al，2010），但迄今为止，还没有普遍接受的量表来评估其严重性和由此产生的心理情绪影响。专家中最基本、最实用和最广泛的分类是由 Jacob（2001）创建的，根据瘢痕形态分为 3 种类型的萎缩性瘢痕：①冰锥型瘢痕（60% ~ 70%），定义为狭窄、小于 2mm 的 V 形上皮缺损，边缘尖锐，垂直延伸至真皮或皮下组织；②箱型瘢痕（20% ~ 30%），定义为直径 1.5 ~ 4.0mm 的凹陷性病变，圆形至椭圆形，垂直边缘清晰划界，临床上表面比冰锥型瘢痕更宽，不会逐渐变细，也可以区分为浅（0.1 ~ 0.5mm）或深（≥ 0.5mm）；③滚轮型瘢痕（15% ~ 25%），最宽，直径可达 5mm。

值得注意的是，有时在同一个患者身上可以观察到不同类型的瘢痕，这使得不同瘢痕类型之间的区分变得很困难。

欧洲痤疮学组（ECCA）将萎缩性痤疮瘢痕重新命名为 V 形（冰锥型）、U 形（箱型）和 W 形（滚轮型）（Dreno et al，2007）。Goodman 和 Baron 提出了一个定性的尺度，然后提出了一个定量的尺度。

他们的系统依赖于按类型进行的瘢痕计数，根据每种类型的瘢痕的数量和严重程度计算分数，从最低的 0 分到最高的 84 分（Goodman and Baron，2006）。其他痤疮瘢痕严重程度分级表包括温哥华瘢痕量表（VSS）、患者和观察者瘢痕评估量表（POSAS）、视觉模拟量表（VAS）和患者满意度评分（PSS）（Fearmonti et al，2010）。受痤疮瘢痕影响的最常见解剖区域是面部（55% 的受试者），其次是背部（24%）和胸部（14%）（Tan et al，2017a、b）。在面部，萎缩性瘢痕最常见于颧区（80%）、前额（31.5%）、颞区（16.5%）和鼻子（Lauermann et al，2016）。

痤疮瘢痕可能会导致严重的身体和心理困扰，尤其是在青少年中，与低自尊、抑郁、焦虑、社交行为改变、体像障碍、尴尬、愤怒、学习成绩下降和失业有关（Koo and Smith，1991；Koo，1995；Cotterill and Cunliffe，1997）。鉴于对患者生活质量的负面影响，建议预防和早期有效干预以避免严重痤疮瘢痕的发生（Hayashi et al，2015）。帮助识别哪些患者瘢痕形成的风险增加是十分重要的，以便能够帮助他们确定目标，进行有效的痤疮治疗。

10.2 治疗方案

如今，痤疮瘢痕的治疗仍然是一个挑战，这主要是因为每个患者的瘢痕在类型、深度和延伸方面存在差异，从而应该为不同的瘢痕制定不同的治疗方法（Goodman，2003；O'Daniel，2011），以确保个性化治疗。此外，评估工具的多样性和临床试验缺乏标准化，使得很难比较治疗方案。最后，衰老会加重痤疮瘢痕的表现，因为衰老的特征是胶原蛋白和脂肪的流失，这与痤疮瘢痕的形成有一定程度上的相似性（O'Daniel，2011）。现有的治疗方式并不能使痤疮瘢痕完全消除，因为许多现有的治疗方法存在疗效不确定、潜在副作用风险（感染、色素沉着、长时间红斑、肿胀）和较长恢复时间等不足之处。在开始任何治疗之前，应当确保活动性痤疮已经得到治疗，因为新的痤疮暴发会导致新的瘢痕。治疗最初应侧重于红斑（如果存在），然后根据存在的萎缩性瘢痕的类型和程度处理痤疮瘢痕（Connolly et al，2017）。

在临床实践中，考虑到痤疮瘢痕的不同形态，尤其是在同一患者中发现更多类型的瘢痕时，通常需要多模式瘢痕治疗方法来实现显著改善。开始治疗前应考虑的其他因素包括患者的基线皮肤类型、患者偏好、副作用、费用、患者预期和治疗可用性。

近几十年来，人们已经提出了多种治疗方法，以不同程度的疗效和安全性缓解这种严重的皮肤缺陷。化学剥脱（Clark and Scerri，2008）、皮肤磨削（Fernandes et al，2014）、打孔技术（Grevelink and White，1998）、皮下分离（Orentrich and Orentrich，1995）、脂肪移植（Goodman，2003）、应用真皮填充剂（Hirsch and Cohen，2006）和针刺（Fife，2011）等多种方法已被广泛使用，但效果仍然不甚理想（Gozali and Zhou，2015）。

随着激光技术的发展，剥脱性激光器如二氧化碳（CO_2）激光器和铒（Er:YAG）激光器在临床上有了显著的改进。然而其不良反应，包括感染、色素沉着和减退，以及漫长的恢复时间限制了它们的广泛使用。为了克服这些限制，非剥脱性激光器，如半导体激光器、掺钕钇铝石榴石（Nd:YAG）激光器和脉冲染料激光器已用于治疗痤疮瘢痕，其停工时间和不良反应最少，但临床效果比剥脱性激光器略逊一些。

剥脱性激光器的低安全性和非剥脱性激光器略微逊色的功效，促进了点阵激光器和射频（RF）技术的引入。部分激光基于已确立的局部损伤概念，即局部光热裂解（FP），通过在修复过程中保持部分完整皮肤，实现术后快速上皮化（Manstein et al，2004；Pavlidis and Katsambas，2017）。从技术上讲，这些装置产生直径和深度可控的热损伤柱，通过表皮延伸到真皮，称为微柱状热损伤带（MTZs），与健康组织交替（Manstein et al，2004）。根据使用的设备，这些损伤带的形成可以通过非剥脱性激光，也可以是剥脱性激光来达成。

几项研究表明，点阵激光可以改善痤疮瘢痕的外观，并具有良好的安全性和良好的患者满意度（Alster et al，2007；Walgrave et al，2009；Mahmoud et al，2010；Manuskiatti et al，2010 年；Chan et al，2010）。剥脱性点阵激光与非剥脱性点阵激光各有其优势。与非剥脱性装置相比，部分剥脱性激光可以提高痤疮瘢痕的改善效果，这主要是由于组织的深度汽化，以及显著的热凝固作用（Elsaie et al，2018；You et al，2016；Cho et al，2010）。但由于治疗后角质层保持完整，表皮屏障功能得以保留，因此非剥脱性点阵激光反而可以在较轻疼痛和较短的治疗后恢复时间的情况下获得良好效果（Elsaie et al，2018）。在剥脱性装置中，CO_2 激光被认为是治疗痤疮瘢痕的最佳工具（Reinholz et al，2015），平均改善水平为 66.8%（Chapas et al，2008）。

为了提高治疗效果，近期，有很多学者将 CO_2 点阵激光与双极射频相结合使用，优化其治疗结果且不会增加不良反应的风险（Tenna et al，2012；Gotkin and Sarnoff，2014；Cannarozzo et al，2014）。有学者进行了一项试点研究，以评估 Smartxide2 DOT/ 射频（RF）装置（DEKA，Calenzano，Italy）对 15 名痤疮瘢痕患者的临床疗效。使用全球美学改善量表进行的临床评估显示，73.3% 的患者在他们最近一次治疗后立即得到明显改善或好转，100% 的患者在 12 个月的随访中得到改善（Tenna et al，2012）。Campolmi 等（2013）在一项针对 79 名患者的大型研究中证明，CO_2 激光与射频装置相结合可有效治疗各种皮肤病，可以应用于外科和美学领域，包括瘢痕和面部光老化，也可用于治疗创伤性瘢痕（如日常创伤或交通事故创伤）。

10.3 皮肤镜检查在治疗痤疮和创伤后瘢痕中的有效性

皮肤镜检查在痤疮瘢痕或意外瘢痕的治疗中也被证明是极其重要的。皮肤镜检查有助于在治疗前确定瘢痕的深度，证明治疗的结果，并确定双极射频的使用是否能够进一步改善美学效果。

我们在此报道了 10 名面部痤疮瘢痕患者（6 名女性和 4 名男性）。一半面部用 CO_2 点阵激光治疗，另一半面部用同样的激光结合双极射频治疗（点阵激光 + 射频联合治疗）。

我们按照以下治疗方案设置点阵激光：

- 功率：15W。
- 停留时间：1ms。
- 间距：500μm。
- 重复次数：1~3 次。
- 脉冲模式：DP。
- 扫描模式：SmartTrack 智能跟踪。

用点阵激光＋射频联合治疗的另一半面部使用与上述相同的方案，添加 25W 的 RF，持续 2.5s。

治疗部位的临床照片显示，无论是在用点阵激光结合射频治疗的一侧，还是在只用点阵激光治疗的一侧，皮肤结构都得到了逐步改善，痤疮瘢痕的深度也有所减少。

然而，每次治疗前后进行的皮肤镜检查都清楚地表明，与单独使用点阵激光治疗的瘢痕相比，使用点阵激光＋射频治疗的瘢痕有更大的改善。这些结果在 8/10（80%）接受治疗的患者的 30 天随访中得到证实。在所有这些病例中，皮肤镜检查清楚地表明，用点阵射频联合方法治疗的瘢痕比单独用点阵激光治疗的瘢痕有更好的效果。

然而，值得注意的是，在随后的皮肤镜随访中，也证实了用点阵激光联合 RF 方法治疗的瘢痕中获得的初步结果；而在短期内，单独用分级激光治疗的瘢痕在皮肤镜检查中没有显示出任何显著的改善，尽管在随后的随访中，点阵激光的改善也会逐渐表现出来。这些结果可能表明，射频作用在治疗后的第一天就刺激了瘢痕的纤维成分的再吸收，而部分激光刺激的成分只涉及真皮的重塑作用，需要在治疗后 45～60 天才逐渐显现。

相反，在创伤后的瘢痕中，皮肤镜检查清楚地表明，无论是短期还是长期，点阵激光＋射频联合治疗都比单独使用点阵激光的效果好得多（图 10.1、图 10.2）。

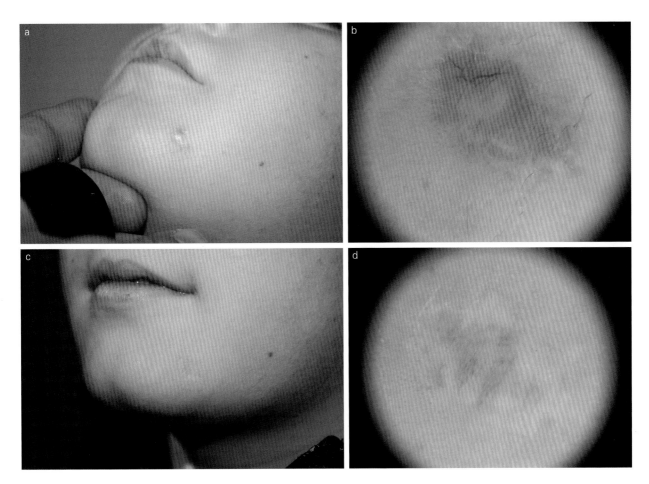

图 10.1　a. 未进行任何治疗前，儿童创伤性瘢痕增生的临床照片。b. 病变的皮肤镜图像。c. 3 次 IPL 治疗后的临床图像。d. 皮肤镜检查显示血管网状结构完全清除，瘢痕颜色从红色变为白色（Courtesy of Dr. Domenico Piccolo, Skin Center Avezzano, Italy）

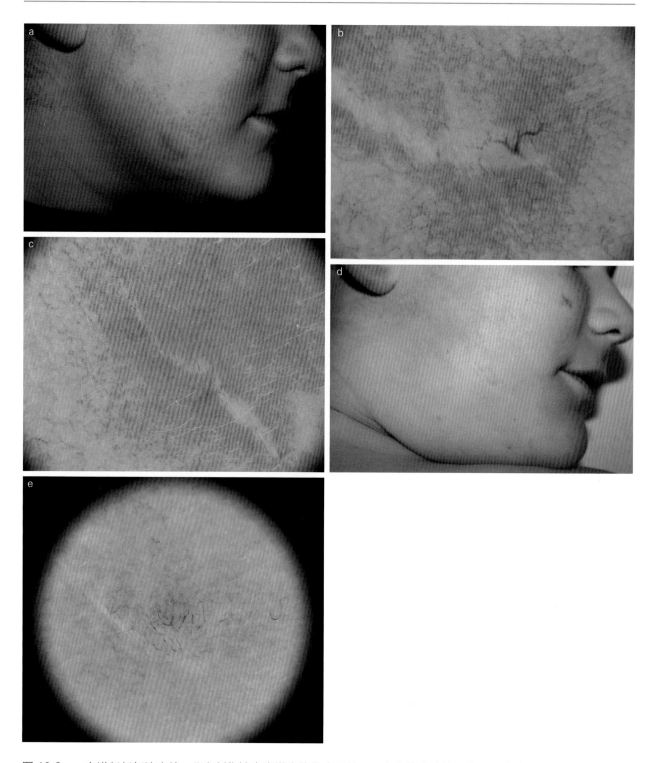

图 10.2　a. 在进行任何治疗前，儿童创伤性瘢痕增生的临床照片。b. 病变的皮肤镜图像显示瘢痕的新生血管。c. 1 次 IPL 治疗后的皮肤镜图像。d. 2 次 IPL 治疗后的临床照片。e. 皮肤镜检查显示血管网状结构完全清除，瘢痕颜色从红色变为白色（Courtesy of Dr. Domenico Piccolo, Skin Center Avezzano, Italy）

对于部分色素沉着的创伤后瘢痕，联合使用 CO_2 点阵激光和射频，在一次治疗后对瘢痕的结构和附属的色素成分都显示出良好的效果。这些结果可以在随后的治疗中有进一步改善。

参考文献

[1] Alster TS, Tanzi EL, Lazarus M. The use of fractional laser photothermolysis for the treatment of atrophic scars. Dermatol Surg. 2007;33:295–299.

[2] Bae–Harboe YS, Graber EM. Easy as PIE (postinflammatory erythema). J Clin Aesthet Dermatol. 2013;6:46–47.

[3] Campolmi P, Bonan P, Cannarozzo G, et al. Efficacy and safety evaluation of an innovative CO2 laser/radiofrequency device in dermatology. J Eur Acad Dermatol Venereol. 2013;27:1481–1490.

[4] Cannarozzo G, Sannino M, Tamburi F, et al. Deep pulse fractional CO2 laser combined with a radiofrequency system: results of a case series. Photomed Laser Surg. 2014;32:409–412.

[5] Chan NPY, Ho SGY, Yeung CK, et al. The use of non–ablative fractional resurfacing in Asian acne scar patients. Lasers Surg Med. 2010;42:870–875.

[6] Chapas AM, Brightman L, Sukal S, et al. Successful treatment of acneiform scarring with CO2 ablative fractional resurfacing. Lasers Surg Med. 2008;40:381–386.

[7] Cho SB, Lee SJ, Cho S, et al. Non–ablative 1550–nm erbium–glass and ablative 10 600–nm carbon dioxide fractional lasers for acne scars: a randomized split–face study with blinded response evaluation. J Eur Acad Dermatol Venereol. 2010;24:921–925.

[8] Clark E, Scerri L. Superficial and medium–depth chemical peels. J Clin Dermatol. 2008;26:209–218.

[9] Connolly D, Vu HL, Mariwalla K, et al. Acne scarring–pathogenesis, evaluation, and treatment options. J Clin Aesthet Dermatol. 2017;10:12–23.

[10] Cotterill JA, Cunliffe WJ. Suicide in dermatologic patients. Br J Dermatol. 1997;137:246–250.

[11] Davis EC, Callender VD. Postinflammatory hyperpigmentation: a review of the epidemiology, clinical features, and treatment options in skin of color. J Clin Aesthet Dermatol. 2010;3:20–31.

[12] Degitz K, Ochsendorf F. Acne. J Dtsch Dermatol Ges. 2017;15:709–722.

[13] Degitz K, Placzek M, Borelli C, et al. Pathophysiology of acne. J Dtsch Dermatol Ges. 2007;5:316–323.

[14] Dreno B, Khammari A, Orain N, et al. ECCA grading scale: an original validated acne scar grading scale for clinical practice in dermatology. Dermatology. 2007;214:46–51.

[15] Elsaie ML, Ibrahim SM, Saudi W. Ablative fractional 10 600 nm carbon dioxide laser versus non–ablative fractional 1540 nm erbium–glass laser in Egyptian post–acne scar patients. J Lasers Med Sci. 2018;9:32–35.

[16] Fabbrocini G, Annunziata MC, D'Arco V, et al. Acne Scars: Pathogenesis, Classification and Treatment. Dermatology Research and Practice. 2010;2010:893080.

[17] Fearmonti R, Bond J, Erdmann D, et al. A review of scar scales and scar measuring devices. Eplasty. 2010;10:e43.

[18] Fernandes M, Pinheiro NM, Crema VO, et al. Effects of microdermabrasion on skin rejuvenation. J Cosmet Laser Ther. 2014;16:26–31.

[19] Fife D. Practical evaluation and management of atrophic acne scars: tips for the general dermatologist. J Clin Aesthet Dermatol. 2011;4:50–57.

[20] Ghodsi SZ, Orawa H, Zouboulis CC. Prevalence, severity, and severity risk factors of acne in high school pupils: a community–based study. J Invest Dermatol. 2009;129:2136–2141.

[21] Gollnick HP. From new findings in acne pathogenesis to new approaches in treatment. J Eur Acad Dermatol Venereol. 2015;29(Suppl 5):1–7.

[22] Gollnick HP, Zouboulis CC. Not all acne is acne vulgaris. Dtsch Arztebl Int. 2014;111:301–312.

[23] Goodman G. Post acne scarring: a review. J Cosmet Laser Ther. 2003;5:77–95.

[24] Goodman GJ, Baron JA. Postacne scarring: a qualitative global scarring grading system. Dermatol Surg. 2006;32:1458–1466.

[25] Gotkin RH, Sarnoff DS. A preliminary study on the safety and efficacy of a novel fractional CO2 laser with synchronous radiofrequency delivery. J Drugs Dermatol. 2014;13:299–304.

[26] Goulden V, Stables GI, Cunliffe WJ. Prevalence of facial acne in adults. J Am Acad Dermatol. 1999;41:577–580.

[27] Gozali MV, Zhou B. Effective treatments of atrophic acne scars. J Clin Aesthet Dermatol. 2015;8:33–40.

[28] Grevelink JM, White VR. Concurrent use of laser skin resurfacing and punch excision in the treatment of facial acne scarring. Dermatol Surg. 1998;24:527–530.

[29] Hayashi N, Miyachi Y, Kawashima M. Prevalence of scars and "mini-scars", and their impact on quality of life in Japanese

patients with acne. J Dermatol. 2015;42:690–696.

[30] Hirsch RJ, Cohen JL. Soft tissue augmentation. Cutis. 2006;78:165–172.

[31] Holland DB, Jeremy AH, Roberts SG, et al. Inflammation in acne scarring: a comparison of the responses in lesions from patients prone and not prone to scar. Br J Dermatol. 2004;150:72–81.

[32] Jacob CI, Dover JS, Kaminer MS. Acne scarring: a classification system and review of treatment options. J Am Acad Dermatol. 2001;45:109–117.

[33] James WD. Clinical practice. Acne. N Engl J Med. 2005;352:1463–1472.

[34] Kilkenny M, Merlin K, Plunkett A, et al. The prevalence of common skin conditions in Australian school students: 3. Acne vulgaris. Br J Dermatol. 1998;139:840–845.

[35] Koo J. The psychosocial impact patients' perceptions. J Am Acad Dermatol. 1995;32(Suppl):S26–S30.

[36] Koo JY, Smith LL. Psychologic aspects of acne. Pediatr Dermatol. 1991;8:185–188.

[37] Kraning KK, Odland GF. Morbidity and cost of dermatologic diseases. J Investig Dermatol. 1979;73:395–401.

[38] Lauermann FT, Almeida HL Jr, Duquia RP, et al. Acne scars in 18–year–old male adolescents: a population–based study of prevalence and associated factors. An Bras Dermatol. 2016;91:291–295.

[39] Layton AM. Optimal management of acne to prevent scarring and psychological sequelae. Am J Clin Dermatol. 2001;2:135–141.

[40] Layton AM, Henderson CA, Cunliffe WJ. A clinical evaluation of acne scarring and its incidence. Clin Exp Dermatol. 1994;19:303–308.

[41] Mahmoud BH, Srivastava D, Janiga JJ, et al. Safety and efficacy of erbium–doped yttrium aluminum garnet fractionated laser for treatment of acne scars in type IV to VI skin. Dermatol Surg. 2010;36:602–609.

[42] Manstein D, Herron GS, Sink RK. Fractional photothermolysis: a new concept for cutaneous remodeling using microscopic patterns of thermal injury. Lasers Surg Med. 2004;34:426–438.

[43] Manuskiatti W, Triwongwaranat D, Varothai S, et al. Efficacy and safety of a carbon– dioxide ablative fractional resurfacing device for treatment of atrophic acne scars in Asians. J Am Acad Dermatol. 2010;63:274–283.

[44] Moradi Tuchayi S, Makrantonaki E, Ganceviciene R, et al. Acne vulgaris. Nat Rev Dis Primers. 2015;1:15029.

[45] O'Daniel TG. Multimodal management of atrophic acne scarring in the aging face. Aesthet Plas Surg. 2011;35:1143–1150.

[46] Orentreich DS, Orentreich N. Subcutaneous incisionless (subcision) surgery for the correction of depressed scars and wrinkles. Dermatol Surg. 1995;21:543–549.

[47] Pavlidis AI, Katsambas AD. Therapeutic approaches to reducing atrophic acne scarring. Clin Dermatol. 2017;35(2):190–194.

[48] Poli F, Dreno B, Verschoore M. An epidemiological study of acne in female adults: results of a survey conducted in France. J Eur Acad Dermatol Venereol. 2001;15:541–545.

[49] Reinholz M, Schwaiger H, Heppt MV, et al. Comparison of two kinds of lasers in the treatment of acne scars. Facial Plast Surg. 2015;31:523–531.

[50] Saint–Jean M, Khammari A, Jasson F, et al. Different cutaneous innate immunity profiles in acne patients with and without atrophic scars. Eur J Dermatol. 2016;26:68–74.

[51] Stratigos AJ, Katsambas AD. Optimal management of recalcitrant disorders of hyperpigmentation in dark–skinned patients. Am J Clin Dermatol. 2004;5(3):161–168.

[52] Tan JK, Bhate K. A global perspective on the epidemiology of acne. Br J Dermatol. 2015;172(Suppl 1):3–12.

[53] Tan J, Bourd è s V, Bissonnette R, Petit B, Eng L, Reynier P, Khammari A, et al. Prospective study of pathogenesis of atrophic acne scars and role of macular erythema. J Drugs Dermatol. 2017a;16:566–572.

[54] Tan J, Kang S, Leyden J. Prevalence and risk factors of acne scarring among patients consulting dermatologists in the USA. J Drugs Dermatol. 2017b;16:97–102.

[55] Tenna S, Cogliandro A, Piombino L, et al. Combined use of fractional CO2 laser and radiofrequency waves to treat acne scars: a pilot study on 15 patients. J Cosmet Laser Ther. 2012;14:166–171.

[56] Walgrave SE, Ortiz AE, MacFalls HT, Elkeeb L, Truitt AK, Tournas JA, et al. Evaluation of a novel fractional resurfacing device for treatment of acne scarring. Lasers Surg Med. 2009;41:122–127.

[57] Yeung CK, Teo LH, Xiang LH, Chan HH. A community–based epidemiological study of acne vulgaris in Hong Kong adolescents. Acta Derm Venereol. 2002;82:104–107.

[58] You HJ, Kim DW, Yoon ES, Park SH. Comparison of four different lasers for acne scars: resurfacing and fractional lasers. J Plast Reconstr Aesthet Surg. 2016;69:e87–95.

11 皮肤镜在激光与 IPL 治疗中的应用：瘢痕疙瘩和肥厚性瘢痕

11.1 瘢痕疙瘩和肥厚性瘢痕

瘢痕疙瘩的英文单词 Keloid 来源于希腊单词 χηλή。瘢痕疙瘩和增生性瘢痕都是以成纤维细胞过度增殖和胶原合成为特征的病变。根据定义，瘢痕疙瘩超出了原始皮肤伤口的边缘，而增生性瘢痕仅限于损伤区域（Murray，1994；Brissett and Sherris，2001）。这两种损伤都可能是由于大量创伤性事件（包括烧伤、手术、穿孔、皮肤撕裂、痤疮、昆虫叮咬等）引起的伤口愈合异常所致。肥厚性瘢痕通常表现为长达 6 个月的快速生长期，然后在几年内逐渐消退，最终成为无进一步症状的扁平瘢痕（Gauglitz et al，2011；Hunasgi et al，2013）。相比之下，瘢痕疙瘩可能在轻微损伤后数年内发展，由成熟的瘢痕引起，或者可以作为自发损伤发生，并且不会自发消退（Burd and Huang，2005）。

瘢痕疙瘩在全世界的发病率因种族而异。尽管瘢痕疙瘩可以出现在除了白化病患者以外的所有种族背景的个体中，但它们最常见于非裔、亚裔、西班牙裔和地中海裔的个体。深色皮肤的人形成瘢痕疙瘩的风险比浅肤色的人高 15～20 倍（Brissett and Sherris，2001）。据研究显示，在非裔和西班牙裔人群中，瘢痕疙瘩的发病率高达 16%，在青春期和怀孕期间发病率更高（Chike Obi et al，2009）。此外，虽然其患病率在 10～30 岁更高，但瘢痕疙瘩和肥厚性瘢痕的发生具有相等的性别分布，并且可以发生在任何年龄段（Ramakrishnan et al，1974）。

尽管大多数瘢痕疙瘩是孤立发生的，但也有家族性瘢痕疙瘩的病例报道，这反映了遗传因素在这些家族性瘢痕疙瘩发病中的重要性（Marneros et al，2001；Omo Dare，1975）。在这些家族中观察到的遗传模式与具有不完全临床外显率和可变表达的常染色体显性模型一致（Shih and Bayat，2010）。有几个基因与瘢痕疙瘩的病因有关，但迄今为止，还没有一个基因的单一突变被认为是导致瘢痕疙瘩的原因。

临床上，瘢痕疙瘩表现为突出、固定、不规则、轻微压痛的结节，边缘清晰，表面光亮，有时伴有毛细血管扩张。颜色为粉红色至紫色，可伴有色素沉着。相比之下，肥厚性瘢痕的外观相似，但通常是沿着伤口形状呈线性分布的。两种病变通常都很痒，但瘢痕疙瘩甚至可能是显著疼痛和感觉过敏的根源（Niessen et al，1999）。瘢痕疙瘩通常非常影响美观，甚至会扩展到远超过起始部位，并覆盖整个解

The contents of this book are partially based on the Italian language edition: *"The Usefulness of Dermoscopy in Laser and IPL Treatments"*, Domenico Piccolo, © DEKA M.E.L.A Srl 2012.

© Springer Nature Switzerland AG 2020
D. Piccolo et al., *Quick Guide to Dermoscopy in Laser and IPL Treatments*,
https://doi.org/10.1007/978–3–319–41633–5_11

剖区域。当屈肌或伸肌附近出现瘢痕疙瘩时，患者可能会出现肢体活动能力受限。肥厚性瘢痕更常见于肩膀、颈部、胸骨前、膝盖和脚踝，而瘢痕疙瘩常见于前胸、上臂、脸颊和耳垂，耳垂的后侧是最常见的受累部位。还有一些瘢痕疙瘩的异常生长位置包括眼睑、生殖器、手掌和脚掌（Robles and Berg，2007）。此外，瘢痕疙瘩在切除后复发的趋势更大（45%～100%），而肥厚性瘢痕在切除后新形成的情况很少见（10%）（Verhaegen et al，2009）。

瘢痕疙瘩或肥厚性瘢痕的诊断基于临床方面和既往创伤或手术史。只有在怀疑交界性病变、非典型感染或肿瘤病变的情况下才有理由进行活检（Ogawa et al，2009）。

迄今为止，我们对瘢痕疙瘩和增生性瘢痕的确切病理生理学仍知之甚少，可能的潜在原因在很大程度上难以捉摸（Alster and Tanzi，2003）。控制增殖和炎症的细胞信号的改变，特别是细胞因子和生长因子的过度表达，可能与成纤维细胞胶原的紊乱和增加，以及血管的新密集生长有关，通常可在瘢痕疙瘩和增生性瘢痕中观察到（Al-Attar et al，2006；Dong et al，2013）。

了解这些病变的病理生理学对于推进该领域并制定最佳预防和治疗策略至关重要。瘢痕疙瘩通常会对患者产生功能、美观或心理上的影响（Bock et al，2006）；因此，迫切需要进行有效和安全的治疗。

如今，瘢痕疙瘩和增生性瘢痕的管理仍然是一个挑战，主要是由于复杂的病理生理机制、缺乏足够的模型系统来评估治疗效果、难以量化瘢痕外观的变化，以及从精心设计的角度获得的数据量和随机对照临床试验有限（Gold et al，2014）。没有适合所有类型瘢痕的单一治疗方法（Leventhal et al，2006）。

应基于损伤类型（位置、深度、大小），患者年龄，既往治疗反应，美学结果，患者接受局部或侵入性治疗的意愿，以及患者的经济状况，选择治疗方法（Gupta and Sharma，2011）。

需要注意的是，很难根除瘢痕疙瘩，并且一些治疗方式可能与不良反应和高复发率有关（Mamalis et al，2014；Jackson et al，2001）。因此，迄今为止，预防瘢痕增生比治疗瘢痕有效得多。鉴于伤口愈合过程的复杂性，广泛建议采用多学科方法来处理这些损伤。联合治疗已被证明比单一治疗更有效。

11.2 治疗方案

局部治疗包括应用硅胶凝胶和薄膜（Berman et al，2007；Mustoe，2008）、压力敷料和耳垂瘢痕使用的压力耳环（Leung and Ng，1980）和积极的深层组织按摩，以及应用 5% 咪喹莫特乳膏（Berman et al，2009）。侵入性治疗包括病灶内注射曲安奈德（Lee et al，2001）、博来霉素（Saray and Güleç，2005；Naeini et al，2006）、维拉帕米（D'Andrea et al，2002）和 5- 氟尿嘧啶（5-FU）（Davison et al，2009）、冷冻手术（Zouboulis et al，1993；Har Shai et al，2008）、手术切除（Kim et al，2005；Lee et al，2001）和放疗（Ogawa et al，2007）。

用于治疗这些病变的其他方法是激光和基于光的治疗，可分为以下 3 类（Mamalis et al，2014）：剥脱性激光、非剥脱性激光和非相干光源。值得注意的是，不同的激光对瘢痕的影响不同。

剥脱性激光器包括 2940nm 掺铒钇铝石榴石（Er:YAG）激光器和 10 600nm 二氧化碳（CO_2）激光器。它们使用水作为皮肤中的靶色基，因此它们可以破坏局部组织。

非剥脱性激光器包括脉冲染料激光器（PDL）、1064nm 掺钕钇铝石榴石（Nd:YAG）激光器和 532nm 掺钕钒酸盐（Nd:Van）激光器。通过选择性光热作用，PDL 以血红蛋白为靶色基并凝固位于网状真皮内的毛细血管，从而导致病理性新生血管的破坏（de las Alas et al，2012）。这导致局部低氧灌注，进而可能改变局部胶原蛋白的生成，或可能剥夺瘢痕的营养以防止瘢痕肥大（Paquet et al，2001）。除了血管特异性外，PDL 可能对胶原产生直接影响，并导致瘢痕疙瘩成纤维细胞功能改变。值得一提的是，PDL 可以直接抑制成纤维细胞胶原的产生，因为胶原的过热会导致二硫键的溶解，并导致胶原纤维重新排列，从而减少成纤维细胞的增殖（Abergel et al，1984）。此外，治疗后肥大细胞的减少表明 PDL 可能产生间接作用，因为肥大细胞释放的组胺能够改善胶原合成。

非相干光源包括强脉冲光（IPL）治疗、发光二极管（LED）光疗和光动力疗法（PDT）。基本的 IPL 机制尚未完全阐明。鉴于它影响黑色素和血管结构，IPL 最有可能影响血管增殖，这对胶原蛋白的过度生长至关重要，并影响瘢痕形成引起的色素沉着，从而改善肥厚性瘢痕和瘢痕疙瘩的外观和／或症状（Kontoes et al，2003；Piccolo et al，2014）。几次 IPL 治疗后的最佳效果在几个月后更加明显。这可能是由于 IPL 对瘢痕组织引起的血管作用的抑制，以及随后的新胶原的增殖。LED 光疗可以通过光调节线粒体细胞色素 C 氧化酶，从而改变细胞内信号来治疗这些损伤（Huang et al，2011）。最后，PDT 可能是另一种治疗选择，因为它会产生活性氧自由基（具有细胞毒性作用），改变细胞外基质的合成和降解，并调节细胞因子和生长因子的表达（Nie，2011）。

在上述激光中，如今 PDL（585～595nm）已成为瘢痕疙瘩和肥厚性瘢痕的标准治疗方法。事实上，各种研究表明，PDL 可以诱导瘢痕的血管化、高度、一致性、颜色和柔韧性方面的整体临床显著改善（Lupton and Alster，2002；Bouzari et al，2007），并可以解决瘢痕相关症状，如瘙痒。Aslter 等报道，在一次或两次 PDL 治疗后，上述所有因素的改善幅度分别为 57%～83%（Alster，1994）。然而，对于厚瘢痕疙瘩或厚增生性瘢痕（>1cm）的疗效可能有限，因为 PDL 的穿透深度约为 1.2mm。在这些情况下，PDL 治疗结合皮质类固醇或注射 5–氟尿嘧啶或其他激光（如 CO_2 点阵激光）可改善临床结果（Khatri et al，2011）。紫癜是 PDL 的主要副作用，尤其是当使用 585nm 的 PDL 时。

因为近似的瘢痕的临床改善效果和更低的紫癜风险，IPL 是 PDL 的一个很好的替代品。大多数临床医生更喜欢使用 IPL，因为它的侵入性更小，需要更少的治疗时间，更灵活，并且可以用于不同的皮肤治疗目的（Ross，2006）。Bellew 等（2005）已经表明，IPL 与 595nm PDL 一样有效，且瘢痕的纹理平滑程度有更大的改善。Kontoes 等（2003）报道，肥厚性瘢痕的色素沉着改善了 75% 以上，沥青瘢痕改善了 50% 以上，肥厚性瘢痕的大小和厚度减少了 50%。这些数据在一项回顾性研究中得到了进一步证实，该研究评估了 IPL 在 109 名患者瘢痕治疗中的疗效和安全性，表明 IPL 不仅能改善肥厚性瘢痕和瘢痕疙瘩的外观，还能降低瘢痕的高度、红度和硬度（Erol et al，2008）。

11.3　皮肤镜检查在治疗瘢痕疙瘩和肥厚性瘢痕中的有效性

事实证明，皮肤镜在治疗瘢痕疙瘩和增生性瘢痕方面非常有效。治疗前（图 11.1a、b 和图 11.2a、b），皮肤镜检查显示可能存在导致瘢痕肥大的色素沉着和新生血管生成。同时存在两种不同的靶色基（黑色素和血红蛋白），这表明皮肤镜检查也有助于治疗选择，以最大的精度识别目标。IPL 皮肤镜治疗后（图 11.1c、图 11.2c），病变血管化部分的颜色变化立即从蓝色突出显示为红色。3 次 IPL 治疗后，皮肤镜检查显示瘢痕的色素成分和残余血管已完全消失。IPL 皮肤镜检查的 5 个疗程显示成分

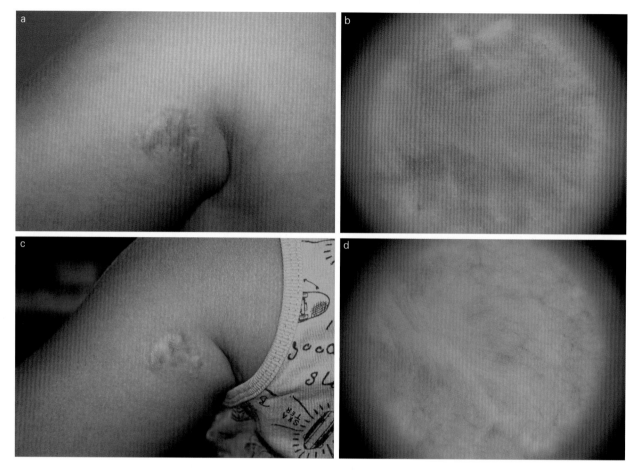

图 11.1 **a.** 治疗前儿童右臂瘢痕疙瘩的临床照片。**b.** 病变的皮肤镜图像。**c.** 3 次 IPL 治疗后的临床图像。**d.** 皮肤镜检查显示血管网状结构完全清除，瘢痕颜色从红色变为白色（Courtesy of Dr. Domenico Piccolo，Skin Center Avezzano，Italy）

（色素和血管）完全消失，临床效果良好（图 11.1d、图 11.2d）。

在一名右臂患有瘢痕疙瘩的年轻男孩身上，用 CO_2 点阵激光和染料激光治疗也获得了同样的结果。

在甲状腺切除术导致的增生性瘢痕的情况下，皮肤镜检查有助于识别导致问题的新生血管（图 11.3a、b），从而允许选择最合适的治疗方法（染料激光或 IPL），以最大精度打击这些血管。这种治疗的目的是消除新生血管生成，从而获得瘢痕的平滑效果。治疗结束时进行的皮肤镜检查显示治疗血管消失（图 11.3c、d）。

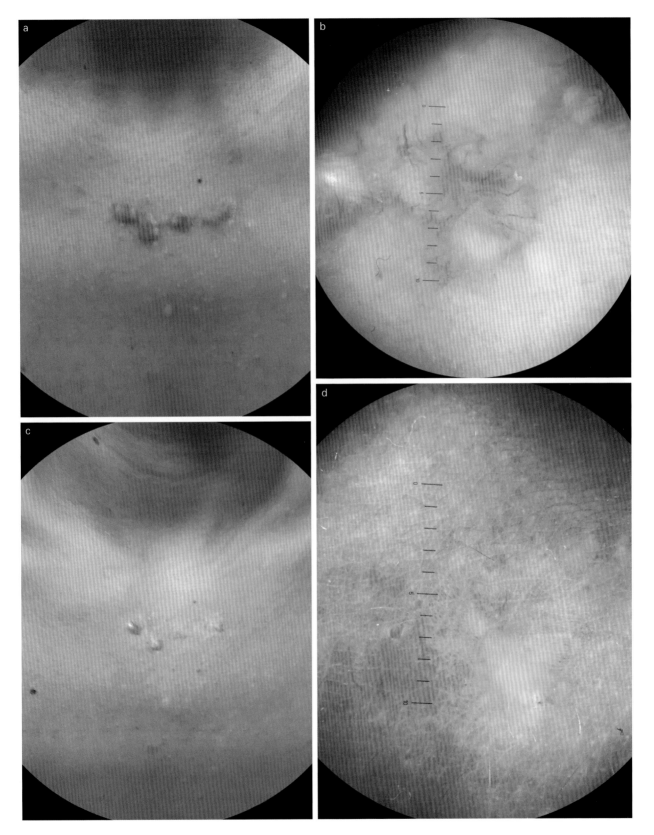

图 11.2　**a.** 一名年轻女性在接受任何治疗前，颈部创伤后瘢痕上的瘢痕疙瘩的临床照片。**b.** 病变的皮肤镜图像显示了瘢痕的新生血管。**c.** 2 次 IPL 治疗后的临床图像。**d.** 皮肤镜检查显示治疗结束时新生血管完全清除（Courtesy of Dr. Domenico Piccolo，Skin Center Avezzano，Italy）

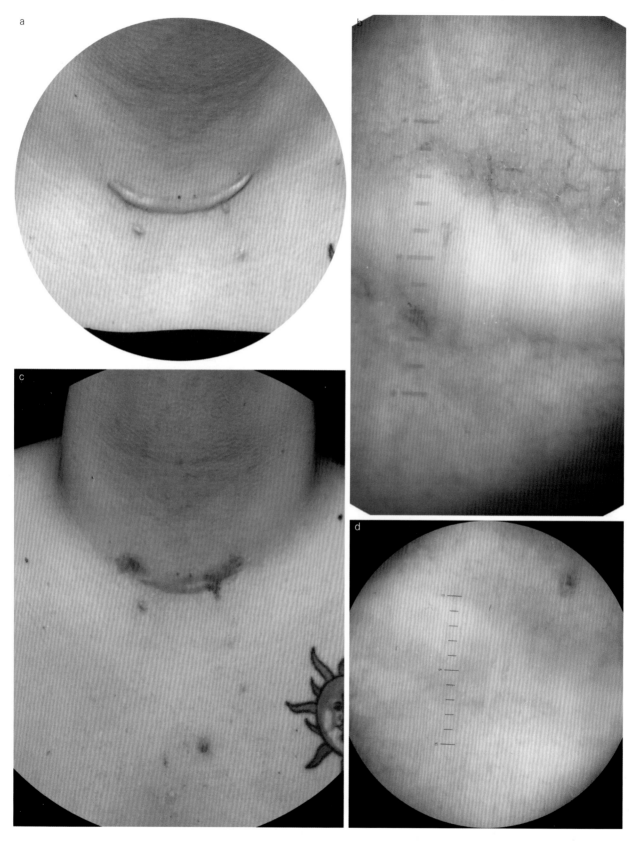

图 11.3　a. 年轻女性甲状腺切除术后瘢痕疙瘩的临床照片。b. 病变的皮肤镜图像显示瘢痕的新生血管。c. 2 次 IPL 治疗后的临床图像。d. 皮肤镜检查显示治疗结束时新生血管完全消失（Courtesy of Dr. Domenico Piccolo, Skin Center Avezzano, Italy）

参考文献

[1] Abergel RP, Meeker CA, Lam TS, et al. Control of connective tissue metabolism by lasers: recent developments and future prospects. J Am Acad Dermatol. 1984;11:1142–1150.

[2] Al–Attar A, Mess S, Thomassen JM, et al. Keloid pathogenesis and treatment. Plast Reconstr Surg. 2006;117:286–300.

[3] Alster TS. Improvement of erythematous and hypertrophic scars by the 585–nm flashlamp– pumped pulsed dye laser. Ann Plast Surg. 1994;32:186–190.

[4] Alster TS, Tanzi EL. Hypertrophic scars and keloids: etiology and management. Am J Clin Dermatol. 2003;4:235.

[5] Bayat A, McGrouther DA, Ferguson MWJ. Skin scarring. BMJ. 2003;326:88.

[6] Bellew SG, Weiss MA, Weiss RA. Comparison of intense pulsed light to 595–nm long– pulsed pulsed dye laser for treatment of hypertrophic surgical scars: a pilot study. J Drugs Dermatol. 2005;4:448–452.

[7] Berman B, Perez OA, Konda S, et al. A review of the biologic effects, clinical efficacy, and safety of silicone elastomer sheeting for hypertrophic and keloid scar treatment and management. Dermatol Surg. 2007;33:1291–1303.

[8] Berman B, Harrison–Balestra C, Perez OA, et al. Treatment of keloid scars post–shave excision with imiquimod 5% cream: a prospective, double–blind, placebo–controlled pilot study. J Drugs Dermatol. 2009;8:455.

[9] Bock O, Schmid–Ott G, Malewski P, et al. Quality of life of patients with keloid and hypertrophic scarring. Arch Dermatol Res. 2006;297:433–438.

[10] Bouzari N, Davis SC, Nouri K. Laser treatment of keloids and hypertrophic scars. Int J Dermatol. 2007;46:80–88.

[11] Brissett AE, Sherris DA. Scar contractures, hypertrophic scars, and keloids. Facial Plast Surg. 2001;17:263–272.

[12] Burd A, Huang L. Hypertrophic response and keloid diathesis: two very different forms of scar. Plast Reconstr Surg. 2005;116:150e–157e.

[13] Chike–Obi C, Cole PD, Brissett AE. Keloids: pathogenesis, clinical features, and management. Semin Plast Surg. 2009;23:178–184.

[14] D'Andrea F, Brongo S, Ferraro G, et al. Prevention and treatment of keloids with intralesional verapamil. Dermatology. 2002;204:60–62.

[15] Davison SP, Dayan JH, Clemens MW, et al. Efficacy of intralesional 5–fluorouracil and triamcinolone in the treatment of keloids. Aesthet Surg J. 2009;29:40–46.

[16] Dong X, Mao S, Wen H. Upregulation of proinflammatory genes in skin lesions may be the cause of keloid formation (review). Biomed Rep. 2013;1:833–836.

[17] Erol OO, Gurlek A, Agaoglu G, et al. Treatment of hypertrophic scars and keloids using intense pulsed light (IPL). Aesthet Plast Surg. 2008;32:902–909.

[18] Gauglitz GG, Korting HC, Pavicic T, et al. Hypertrophic scarring and keloids: pathomechanisms and current and emerging treatment strategies. Mol Med. 2011;17:113–125.

[19] Gold MH, McGuire M, Mustoe TA, et al. International Advisory Panel on Scar Management. Updated international clinical recommendations on scar management: part 2––algorithms for scar prevention and treatment. Dermatol Surg. 2014;40:825–831.

[20] Gupta S, Sharma VK. Standard guidelines of care: keloids and hypertrophic scars. Indian J Dermatol Venereol Leprol. 2011;77:94–100.

[21] Har–Shai Y, Brown W, Labbée D, et al. Intralesional cryosurgery for the treatment of hypertrophic scars and keloids following aesthetic surgery: the results of a prospective observational study. Int J Low Extrem Wounds. 2008;7:169–175.

[22] Huang YY, Sharma SK, Carroll J, et al. Biphasic dose response in low level light therapy – an update. Dose Response. 2011;9:602–618.

[23] Hunasgi S, Koneru A, Vanishree M, et al. A case report and review of pathophysiology and differences between keloid and hypertrophic scars. J Oral Maxillofac Pathol. 2013;17:116–120.

[24] Jackson IT, Bhageshpur R, DiNick V, et al. Investigation of recurrence rates among earlobe keloids utilizing various postoperative therapeutic modalities. Eur J Plast Surg. 2001;24:88–95.

[25] Khatri KA, Mahoney DL, McCartney MJ. Laser scar revision: a review. J Cosmet Laser Ther. 2011;13:54–62.

[26] Kim DY, Kim ES, Eo SR, et al. A surgical approach for earlobe keloid: keloid fillet flap. Arch Facial Plast Surg. 2005;7:172–175.

[27] Kontoes PP, Marayiannis KV, Vlachos SP. The use of intense pulsed light in the treatment of scars. Eur J Plast Surg. 2003;25:374–377.

[28] de las Alas JM, Siripunvarapon AH, Dofitas BL. Pulsed dye laser for the treatment of keloid and hypertrophic scars: a systematic review. Expert Rev Med Devices. 2012;9:641–650.

[29] Lee Y, Minn KW, Baek RM, et al. A new surgical treatment of keloid: keloid core excision. Ann Plast Surg. 2001;46:135–140.

[30] Leung P, Ng M. Pressure treatment for hypertrophic scars resulting from burns. Burns. 1980;6:244.

[31] Leventhal D, Furr M, Reiter D. Treatment of keloids and hypertrophic scars. Arch Facial Plast Surg. 2006;8:362–368.

[32] Lupton JR, Alster TS. Laser scar revision. Dermatol Clin. 2002;20:55–65.

[33] Mamalis AD, Lev–Tov H, Nguyen DH, et al. Laser and light–based treatment of Keloids——a review. J Eur Acad Dermatol Venereol. 2014;28:689–699.

[34] Marneros AG, Norris JE, Olsen BR, et al. Clinical genetics of familial keloids. Arch Dermatol. 2001;137:1429–1434.

[35] Murray JC. Keloids and hypertrophic scars. Clin Dermatol. 1994;12:27–37.

[36] Mustoe TA. Evolution of silicone therapy and mechanism of action in scar management. Aesthet Plast Surg. 2008;32:82–92.

[37] Naeini FF, Najafian J, Ahmadpour K. Bleomycin tattooing as a promising therapeutic modality in large keloids and hypertrophic scars. Dermatol Surg. 2006;32:1023–1029.

[38] Nie Z. Is photodynamic therapy a solution for keloid? G Ital Dermatol Venereol. 2011;146:463–472.

[39] Niessen F, Spauwen P, Schalkwijk J, et al. On the nature of hypertrophic scars and keloids: a review. Plast Reconstr Surg. 1999;104:1435–1458.

[40] Ogawa R, Miyashita T, Hyakusoku H, et al. Postoperative radiation protocol for keloids and hypertrophic scars: statistical analysis of 370 sites followed for over 18 months. Ann Plast Surg. 2007;59:688–691.

[41] Ogawa R, Akaishi S, Hyakusoku H. Differential and exclusive diagnosis of diseases that resemble keloids and hypertrophic scars. Ann Plast Surg. 2009;62:660–664.

[42] Omo–Dare P. Genetic studies on keloid. J Natl Med Assoc. 1975;67:428–432.

[43] Paquet P, Hermanns JF, Piérard GE. Effect of the 585 nm flashlamp–pumped pulsed dye laser for the treatment of keloids. Dermatol Surg. 2001;27:171–174.

[44] Piccolo D, Di Marcantonio D, Crisman G, et al. Unconventional use of intense pulsed light. Biomed Res Int. 2014;2014:618206.

[45] Ramakrishnan KM, Thomas KP, Sundararajan CR. Study of 1,000 patients with keloids in South India. Plast Reconstr Surg. 1974;53:276–280.

[46] Robles DT, Berg D. Abnormal wound healing: keloids. Clin Dermatol. 2007;25:26–32.

[47] Ross EV. Laser versus intense pulsed light: competing technologies in dermatology. Lasers Surg Med. 2006;38:261–272.

[48] Saray Y, Güleç AT. Treatment of keloids and hypertrophic scars with dermojet injections of bleomycin: a preliminary study. Int J Dermatol. 2005;44:777–784.

[49] Shih B, Bayat A. Genetics of keloid scarring. Arch Dermatol Res. 2010;302:319–339.

[50] Verhaegen PD, van Zuijlen PP, Pennings NM, et al. Differences in collagen architecture between keloid, hypertrophic scar, normotrophic scar, and normal skin: an objective histopathological analysis. Wound Repair Regen. 2009;17:649–656.

[51] Zouboulis CC, Blume U, Büttner P, et al. Outcomes of cryosurgery in keloids and hypertrophic scars. A prospective consecutive trial of case series. Arch Dermatol. 1993;129:1146–1151.

12 皮肤镜在激光与 IPL 治疗中的应用：文身去除

12.1 文身

文身这个词来自波利尼西亚的一个单词"tatau"，它指的是通过在身体上绘画达到装饰作用的一种技术。自文身技术诞生之日起，人们就设想文身的装饰应该永远存续下去，但最近发明了新的技术来赋予临时文身以生命，这些文身（如文身贴或文身颜料）可随着皮肤的清洗而消失。

据 Kierstein L. 和 Kjelskau KC 在 2015 年统计报道，全世界有数百万人展现了几乎遍布于身体各部位的文身，而且女性对文身也越来越感兴趣，估计有 15% 的女性选择了文身，而男性的比例只有 13%。

文身的原因有很多，因为文身既能代表对个性的追求，又能代表对群体组织（体育组织、社群团体、种族、宗教）的归属感，它们也可以传达艺术美感或者紧跟时代潮流。每个人都有其文身的理由，所以两个人可以选择相同的标志或设计，但他们选择文身的原因却可以完全不同（Antoszewski et al，2010; Carmen et al，2012；Dickson et al，2015）。

根据目前的文献，与文身有关的医疗风险和并发症有两个级别：轻度和重度。轻度并发症主要是文身或者洗文身所导致的无菌性炎症反应，随后是伤口愈合过程所导致的不适。文身中严重的不良反应与客观症状和严重的主观不适有关，需要医疗介入（Rahimi et al，2018）。

虽然文身不良反应的系统分类仍极具挑战性，但我们还是常规将文身不良反应分为以下 3 类：①炎症反应，包括过敏性接触性皮炎、日光性皮炎、炎性肉芽肿、苔藓样变，以及局限于文身部位的皮肤病（湿疹、银屑病、扁平苔藓、局限性硬皮病）；②感染，包括可以出现在皮肤浅层或深层组织的细菌、病毒以及真菌感染；③肿瘤，包括角化棘皮瘤、鳞状细胞癌、基底细胞癌、平滑肌肉瘤、黑素瘤（Bassi et al，2014）。最常见的文身后不良反应是过敏性接触性皮炎，由于文身中含有不同的色素，尤其是红墨水，易造成迟发性过敏反应，但在绿色墨水中添加铬、黄色墨水中添加镉、蓝色墨水中添加钴也会造成这样的迟发性过敏反应（Kaur et al，2009；Glassy et al，2012；Grimm and Cronin，2014）。与洗文身相关的并发症包括色素沉着、色素减退、皮肤结构变化（如瘢痕）、许多文身颜料以及多次文身的墨水残留导致的局限性过敏反应。

The contents of this book are partially based on the Italian language edition: "*The Usefulness of Dermoscopy in Laser and IPL Treatments*", Domenico Piccolo, © DEKA M.E.L.A Srl 2012.

D. Piccolo et al., *Quick Guide to Dermoscopy in Laser and IPL Treatments*,
https://doi.org/10.1007/978-3-319-41633-5_12

与此同时，许多患者要求去除文身，有审美的原因，也有心理上的因素。在意大利文身可能会阻碍职业生涯的发展，尤其是在那些身体可见部位的文身。

12.2 治疗方案

根据文献报道，人们已经探索出了很多去除文身的方法：磨皮、化学剥脱、手术切除、液氮冷冻，以及激光治疗。

最常用的去文身的激光器是调 Q 1064nm Nd:YAG 激光，因为它的波长更长，高频，短脉冲，是治疗黑色、深蓝色或蓝黑色文身的"金标准"。使用激光进行去除文身的治疗是皮肤病学科的重大突破。调 Q 激光发射纳秒级的短脉冲光，通过选择性光热作用裂解色素颗粒。到目前为止，它被认定为去文身治疗的"金标准"。如果在深肤色皮肤上使用 532nm 或者 694nm 激光进行治疗，可能出现色素减退等副作用，原因可能是表皮基底层的黑色结构被破坏，通常只是暂时性的。随着时间的推移，重新着色会慢慢自行发生。然后，脱色区（表现类似白癜风）可以通过阳光照射或者光疗来改善。

采用高能量激光在着色区域进行治疗或者在同一区域多次进行激光治疗可能会导致无色瘢痕，而且在临床上很难把无色斑块和无色瘢痕区分开来。无色瘢痕可能出现在第一次激光治疗后或者文身色素完全去除之后。和其他瘢痕一样，这些瘢痕不会随着时间的推移或者通过光疗重新着色。此外，由于这些瘢痕比较表浅，病变内浸润在技术上很难实现。

2004 年，Fulton 等（2004）采用一种多步骤技术成功着色了与真皮纤维化相关的色素减退性瘢痕。这促使我们想去寻找一种更简单的非侵入式方法来修复这种纤维化瘢痕。几个月前，Arbache 等（2019）描述了一种使用针刺和使用 MMP®［葡萄牙语"Microinfusão de Medicamentos na Pele"（皮肤中微量输注药物）的首字母缩写］的文身机器微量注射药物的技术。文身不可否认是一种将化学物质"注入"到真皮层的方法。MMP® 已成功应用于特发性点滴状色素减少症的着色治疗。

2009 年，Kirby W 等提出了所谓的 Kirby–Desai 标准，基于 6 个文身标准（皮肤类型、位置、文身

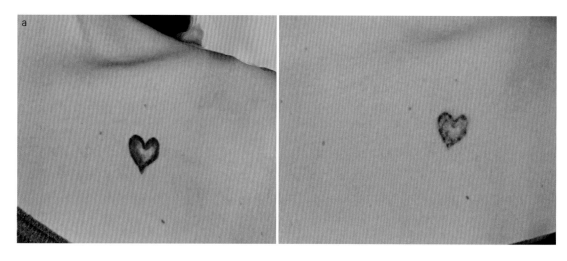

图 12.1　a. 文身治疗前和治疗后 40 天。b. 皮肤镜检查显示治疗部分有效，尽管文身仍然清晰可见（Courtesy of Dr. Domenico Piccolo, Skin Center Avezzano, Italy）

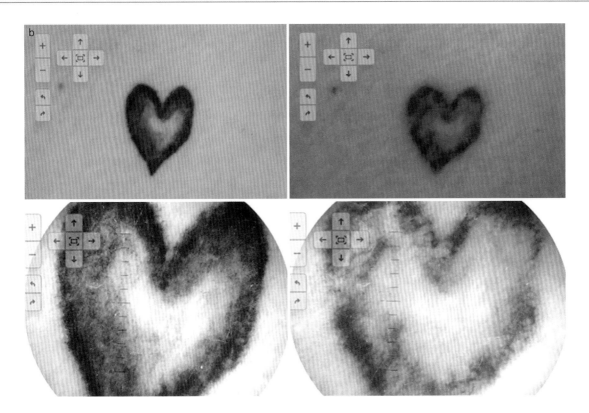

图 12.1（续）

颜色、墨水量、瘢痕、层次），目的是提供一种与去除文身治疗次数相关的治疗标准。

在我们使用调 Q 1064nm Nd:YAG 激光的治疗经验中，有些文身因为鬼影效应变得难以消除，这样的文身虽不再清晰但仍肉眼可见（图 12.1）。

12.3 皮肤镜在去除文身治疗中的有效评估

当患者决定去除文身时，通常问他的皮肤科医师的第一个问题是需要治疗几次，特别是他们即将进行参军体检或者工作面试时。

但通常来说，医生也很难预测所需的确切治疗次数。因为很多参数都会影响结果：文身的大小、身体的位置、文身的颜色（黑色和深蓝色比绿色和红色更容易去除）、墨水量，所以提前做好长周期治疗的心理预期是有必要的。

第一次治疗后取得的效果并不是那么明显，导致患者产生不信任和失望的情绪。皮肤镜检测在这里起到了作用，因为它能够检测到肉眼无法辨别的文身颜色变化差异，从而证明了治疗的有效性，而且在大多数情况下，皮肤镜图像被官方认可作为治疗有效性的评估证据（图 12.2a ~ c，图 12.3，图 12.4，图 12.5，图 12.6a、b，图 12.7a ~ i）。这对于彩色文身尤为重要，因为黑色文身更容易去除，但是红色、黄色和蓝色文身用调 Q 激光治疗难以清除（图 12.8a ~ i、图 12.9a ~ q）。

在治疗结束时，一些患者会注意到在治疗区域仍然有色素存在（图 12.5，图 12.6c、d，图

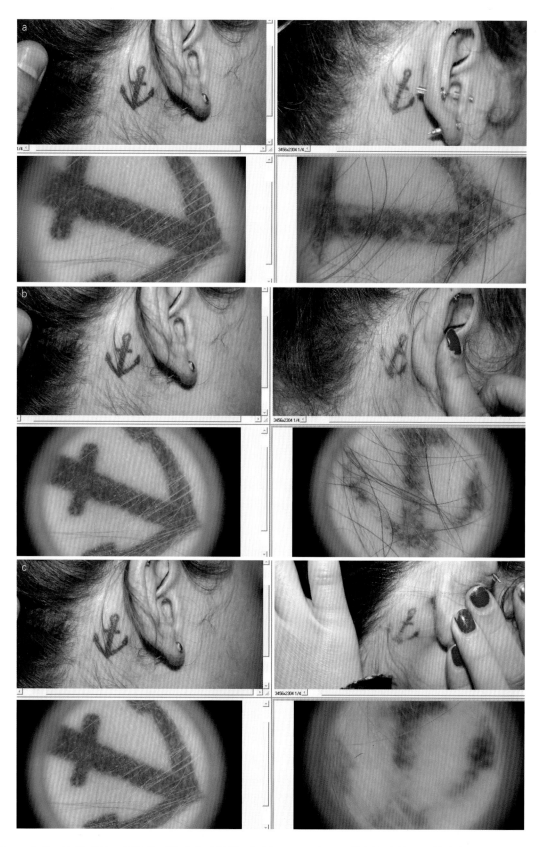

图12.2　a. 文身1次治疗前、后照片（临床和皮肤镜下图片）。b. 2次QS激光治疗前、后的文身图片（临床和皮肤镜下图片）。c. 3次QS激光治疗前、后的文身图片（临床和皮肤镜下图片）（Courtesy of Dr. Domenico Piccolo，Skin Center Avezzano，Italy）

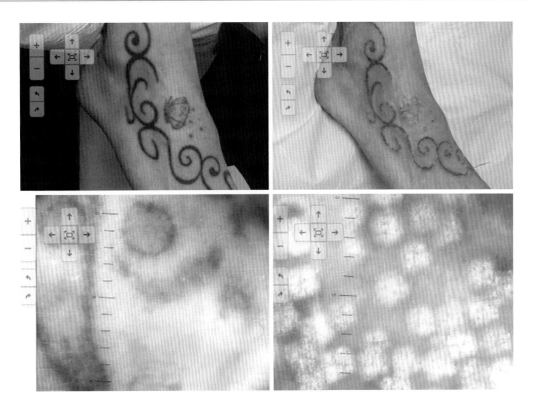

图 12.3 文身 1 次治疗前、后的照片（临床和皮肤镜下图片）（Courtesy of Dr. Domenico Piccolo, Skin Center Avezzano, Italy）

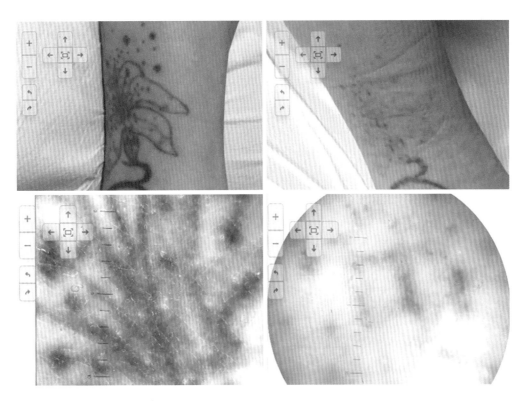

图 12.4 文身 1 次治疗前、后的照片（临床和皮肤镜下图片）（Courtesy of Dr. Domenico Piccolo, Skin Center Avezzano, Italy）

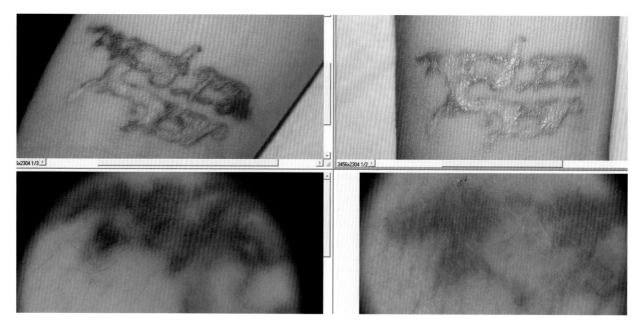

图 12.5　文身 3 次治疗前、后照片（临床和皮肤镜下图片）。通过皮肤镜检查，可以明显发现色素颜料的顽固性（Courtesy of Dr. Domenico Piccolo, Skin Center Avezzano, Italy）

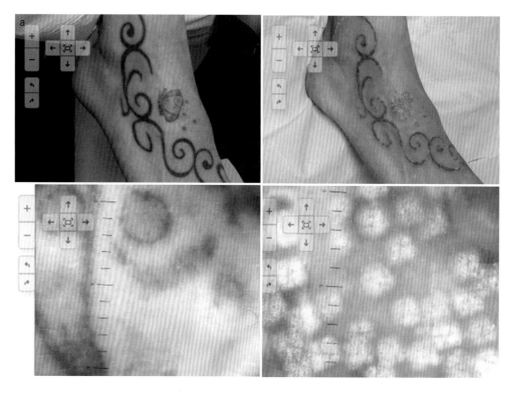

图 12.6　a. 文身 1 次治疗后即刻照片（临床和皮肤镜下图片）。b. 文身 2 次治疗前、后照片（左边是治疗前临床和皮肤镜图片，右边是治疗后 2 个月图片）。c. 软件的色素滤镜突出显示治疗区域的恢复完整性。d. 软件的血管过滤器突显了炎症反应的减少（Courtesy of Dr. Domenico Piccolo, Skin Center Avezzano, Italy）

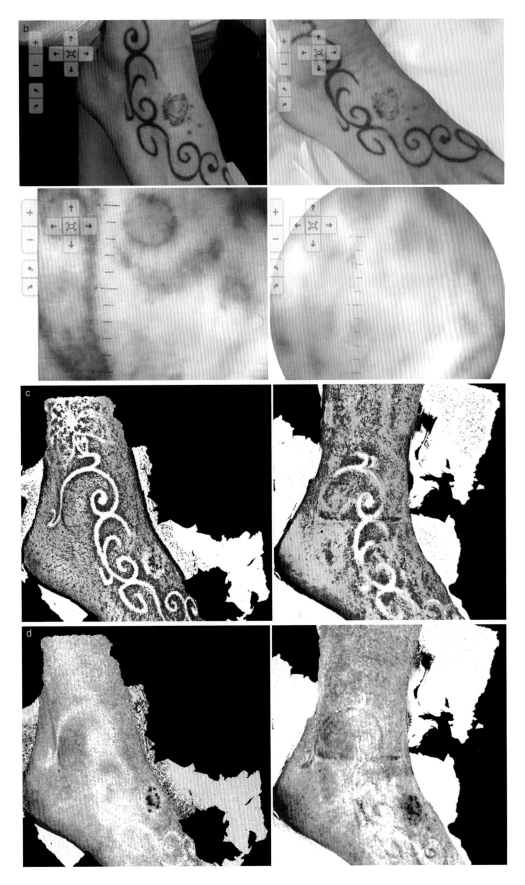

图 12.6 （续）

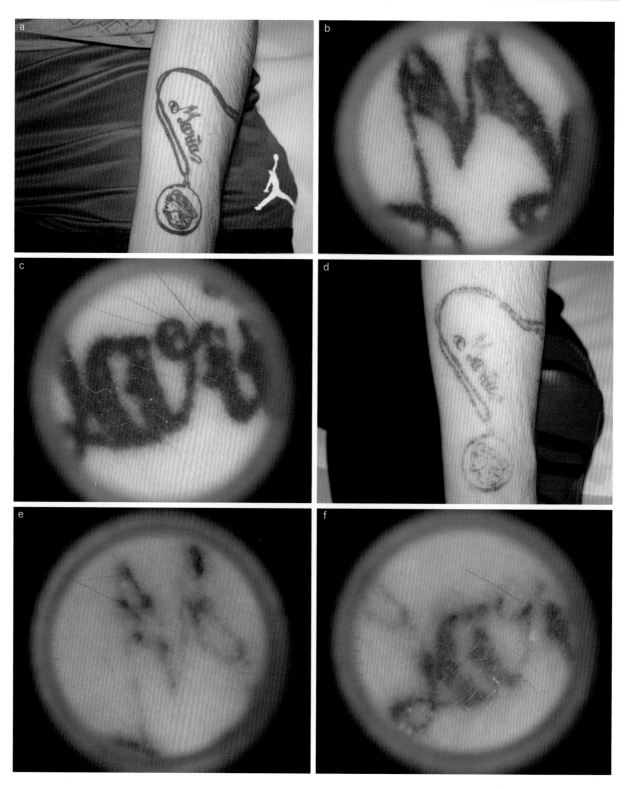

图 12.7　a. 文身治疗前的临床图像。b、c. 文身治疗前的皮肤镜图像，突显了色素的分布特点。d. 2 次治疗后的文身图片。e、f. 2 次治疗后的文身皮肤镜图像，突出显示了黑色色素的最初破坏情况（courtesy of Dr. Domenico Piccolo，Skin Center Avezzano，Italy）。g. 4 次治疗后的文身图片。h、i. 4 次治疗后的文身皮肤镜图像，突显了黑色色素的持续性破坏情况。j.（左侧）文身未治疗前的图片，（右侧）文身 7 次治疗后的图片。k. 7 次治疗后的文身皮肤镜图像，突显了黑色色素的最少残留情况。l. 软件的色素滤镜突显了治疗区域的恢复情况和完整性。m. 软件的血管滤镜突显了炎症反应的持续减少（Courtesy of Dr. Domenico Piccolo，Skin Center Avezzano，Italy）

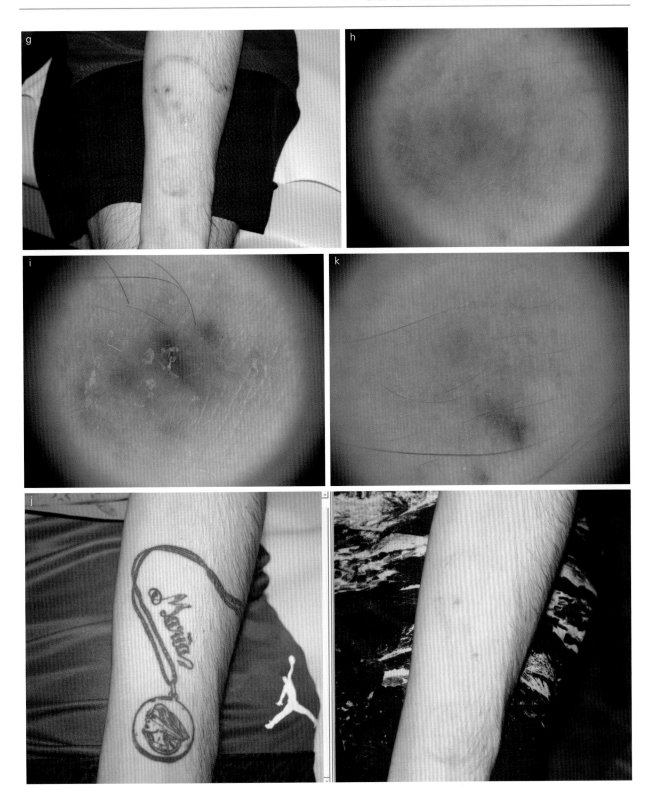

图 12.7 （续）

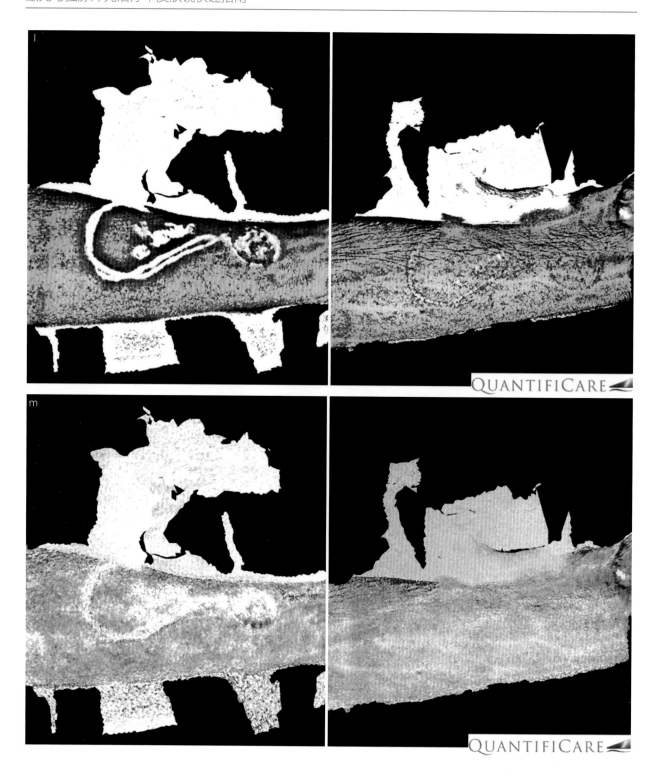

图 12.7 （续）

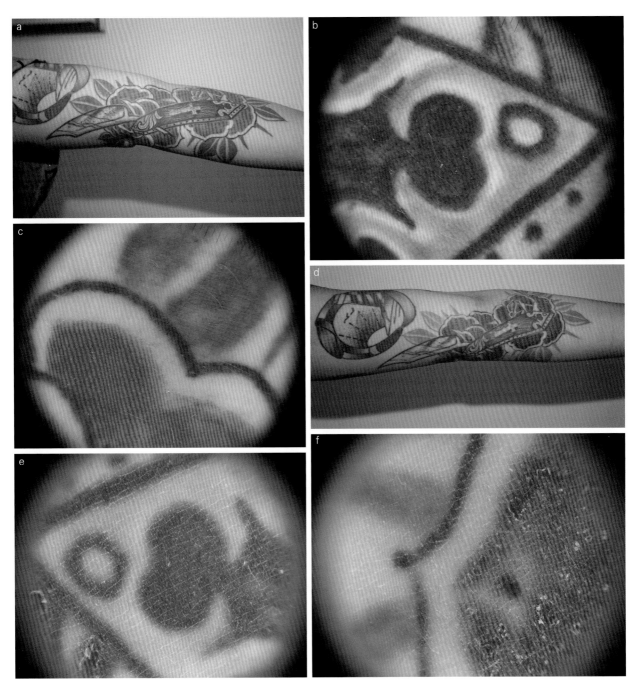

图 12.8 a. 彩色文身未治疗前的临床图片。b. 皮肤镜检测文身图像，显示了黄色色素的分布情况。c. 皮肤镜检测文身图像，显示了红色色素的分布情况。d. 2 次治疗后的临床图片。e. 2 次治疗后，皮肤镜检测文身图像突显了黄色色素的最初破坏情况。f. 2 次治疗后，皮肤镜检测文身图像突显了红色色素的最初破坏情况。g. 文身 4 次治疗后的临床图片。h. 文身 4 次治疗后，皮肤镜检测突显了黄色色素的持续破坏情况。i. 文身 4 次治疗后，皮肤镜检测突显了红色色素的持续破坏情况（Courtesy of Dr. Domenico Piccolo，Skin Center Avezzano，Italy）

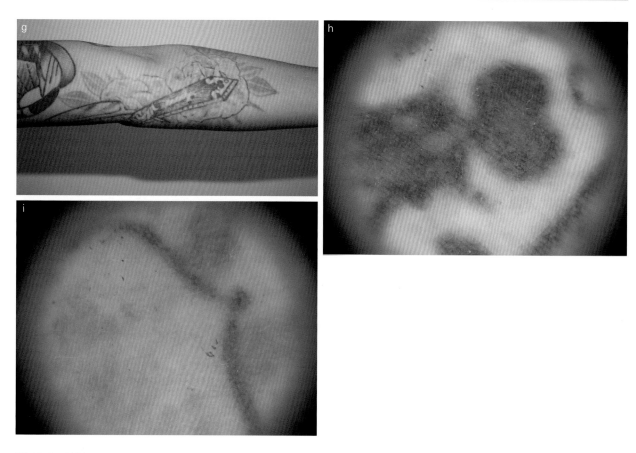

图 12.8 （续）

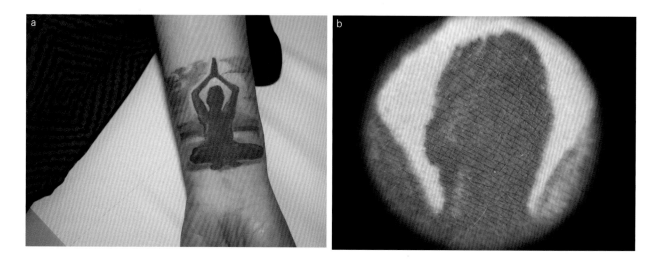

图 12.9　a. 文身治疗前的临床图片。b ~ d. 文身治疗前，皮肤镜图像突显了不同颜色色素的分布特点。e ~ g. 文身 1 次治疗前和治疗后即刻的照片。h. 文身 2 次治疗后的照片。i ~ k. 文身 1 次治疗后随访，皮肤镜检测显示了黑色、黄色和红色色素的最初破坏特点。l. 文身 2 次治疗后的临床图片。m、n. 文身 2 次治疗后，皮肤镜影像突显了黑色、黄色和红色色素的持续性破坏特点。o.（左）文身未治疗前的临床图片，（右）文身治疗 2 次后的图片。p. 软件的血管滤镜突显了炎症反应的持续减少。q. 软件的色素滤镜突显了文身治疗区域色素的持续性减少（Courtesy of Dr. Domenico Piccolo, Skin Center Avezzano, Italy）

106

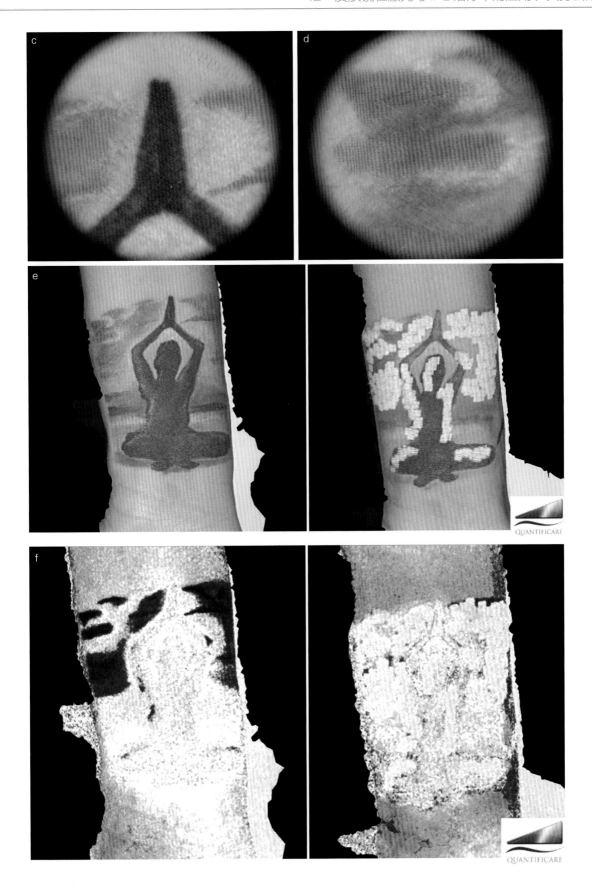

图 12.9（续）

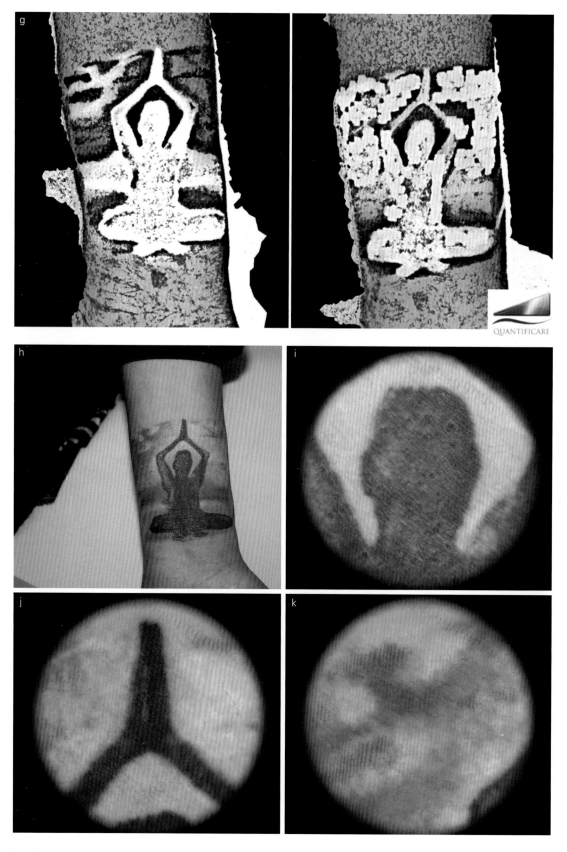

图 12.9（续）

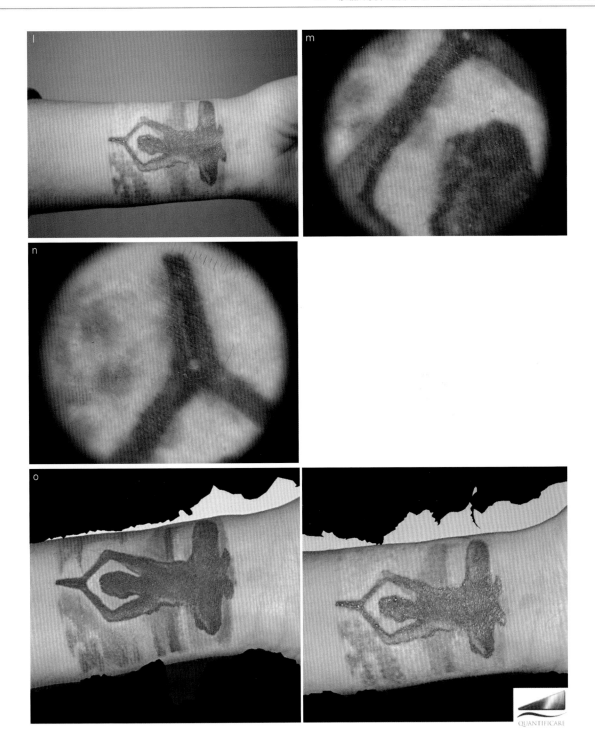

图 12.9 （续）

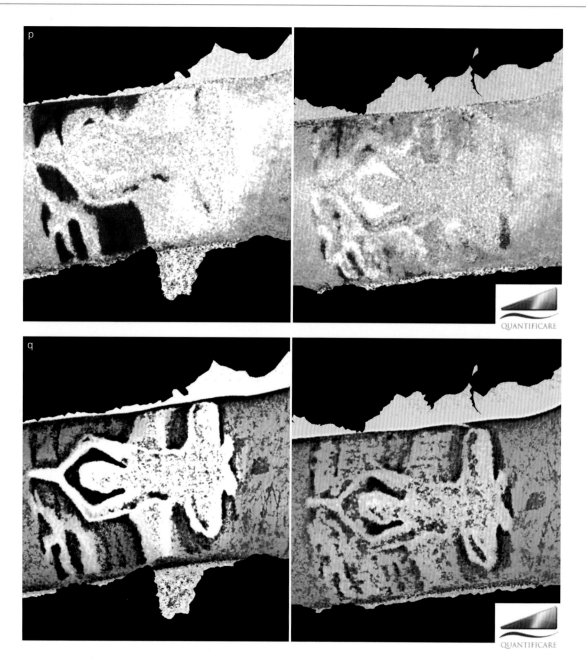

图 12.9 （续）

12.7j、k）。在大多数情况下，这是"鬼影效应"导致的，有些病例中，残留色素可能是炎症导致的。后者可以通过皮肤镜检测和软件过滤器（为了研究色素残留问题和炎症反应，色素滤镜和血管滤镜是检测残留病变的有效工具），清楚地检测出来（图 12.6c、d 和图 12.7l、m），从而可以避免那些增加炎症反应和瘢痕风险的额外治疗。

参考文献

[1] Antoszewski B, Sitek A, Fijałkowska M, et al. Tattooing and body piercing--what motivates you to do it? Int J Soc Psychiatry. 2010;56:471–479.

[2] Arbache S, Roth D, Arbache ST, et al. Original method to repigment achromic laser tattoo removal scars. Case Rep Dermatol. 2019;11(2):140–144.

[3] Bassi A, Campolmi P, Cannarozzo G, et al. Tattoo-associated skin reaction: the importance of an early diagnosis and proper treatment. Biomed Res Int. 2014;2014:354608.

[4] Carmen R, Guitar A, Dillon H. Ultimate answers to proximate questions: the evolutionary motivations behind tattoos and body piercings in popular culture. Rev Gen Psychol. 2012;16:134–143.

[5] Dickson L, Dukes R, Smith H, et al. To ink or not to ink: the meaning of tattoos among college students. Coll Stud J. 2015;49:106–120.

[6] Fulton JE Jr, Rahimi AD, Mansoor S, et al. The treatment of hypopigmentation after skin resurfacing. Dermatol Surg. 2004;30(1):95–101.

[7] Glassy C, Glassy M, Aldasoiuqi A. Tattooing: medical uses and problems. Cleve Clin J Med. 2012;79:761–770.

[8] Grimm S, Cronin A. Health risks associated with tattoos and body piercing. J Clin Outcomes Manag. 2014;21:315–316.

[9] Kaur RR, Kirby W, Mailbach H. Cutaneous allergic reactions to tattoo ink. J Cosmet Dermatol. 2009;8:295–300.

[10] Kierstein L, Kjelskau KC. Tattoo as art, the drivers behind the fascination and the decision to become tattooed. Curr Probl Dermatol. 2015;48:37–40.

[11] Kirby W, Desai A, Desai T, et al. The Kirby-Desai scale: a proposed scale to assess tattoo-removal treatments. J Clin Aesthet Dermatol. 2009;2(3):32–37.

[12] Rahimi IA, Eberhard I, Kasten E. TATTOOS: what do people really know about the medical risks of body ink? J Clin Aesthet Dermatol. 2018;11:30–35.

13　皮肤镜在激光与 IPL 治疗中的应用：非黑素瘤性皮肤癌

13.1　非黑素瘤性皮肤癌（NMSC）

非黑素瘤性皮肤癌（NMSC），即日光性角化病、基底细胞癌、鲍温病、鳞状细胞癌，是高加索人群中常见的恶性肿瘤，具有生长缓慢、转移风险低、预后良好等特点（Babilas et al，2007）。过去几十年，估计全球发病率上升了 10% ~ 35%（Palm and Goldman，2011），对医疗资源的需求日益增加。

13.2　治疗方案
###（由意大利 Avezzano 皮肤中心 Domenico Piccolo 博士提供）

多年来，外科手术一直是临床治疗 NMSC 的"金标准"。随着医学的发展，对肿瘤边界的识别日渐精确，这给疾病治疗提供了很高的控制率，即使应该考虑保守治疗，也是基于病变特征（位置和大小，尤其是日光性角化病、基底细胞癌、鲍温病），以及患者特有因素（年龄、伴随疾病、曾用药物、免疫抑制）（Wan and Lin，2014）。

1938 年，Frederic E 引进 Mohs 手术（也称为化学外科手术或显微外科控制手术）。Mohs 手术用于常见皮肤癌的显微手术治疗。它包括术中由外科医生对切除的每一块组织进行显微镜检查；这可以识别肿瘤，以及切除的边缘。第二个信息是告诉外科医生可以切除哪块，以及切除多少病变组织。在使用物理（冷冻）或者化学组织学技术（通过组织固定和染色）切除皮肤癌病变组织过程中，这是完全能获得控制切除边缘的方法之一。

Mohs 手术的成功率因皮肤病变不同而有所不同，治疗基底细胞癌的成功率为 99.8%，治疗鳞状细胞癌的成功率为 94%，治疗原位黑素瘤的成功率为 77% ~ 98%（取决于外科医生的能力），以及治疗其他类型恶性黑素瘤的成功率为 52%。

局部外用 5- 氨基酮戊酸或者甲基氨基酮戊酸盐的光动力疗法（PDT），已经被证明是一种治疗日

The contents of this book are partially based on the Italian language edition: *"The Usefulness of Dermoscopy in Laser and IPL Treatments"*, Domenico Piccolo, © DEKA M.E.L.A Srl 2012.

© Springer Nature Switzerland AG 2020
D. Piccolo et al., *Quick Guide to Dermoscopy in Laser and IPL Treatments*,
https://doi.org/10.1007/978-3-319-41633-5_13

光性角化病、基底细胞癌、鲍温病的有效的保守治疗方法，具有良好的美容效果和治疗潜力（Ruiz-Rodriguez et al，2002）。

使用 IPL 作为 PDT 光源基于光敏剂的吸收光谱和 IPL 的特性。原卟啉Ⅸ（PpⅨ）在波长 505nm、540nm、580nm 和 630nm 处有吸收峰。IPL 是一种发射光谱从 500~1200nm 的非相干性光源。通过在手具上使用不同的过滤器，传输的波长可以改变，这是 IPL 多功能性的基础。因此，IPL 对 PpⅨ 吸收光谱的适应性使其可以应用于 PDT 的治疗（Palm and Goldman，2011）。

2008 年，在 Tadiparthi 等（2008）的一项前瞻性随机对照研究中显示，MAL-IPL 用于治疗大面积日光性角化病比较方便，比单独使用 IPL 治疗更有效；然而，MAL-IPL 治疗日光性角化病的清除率略微高于单独使用 IPL（两种方式的清除率分别是 60% 和 55%）。

2009 年，Downs 等（2009）评估了 40 例不同诊断的患者的 MAL-PDT 治疗疗效，包括日光性角化病（头皮处病灶 11 例，其他不同部位病灶 10 例）、鲍温病（9 例）、基底细胞癌（10 例）。就鲍温病和基底细胞癌的结果而言，治疗后 4 个月达到了 100% 的病灶清除率。头皮部位以及其他部位日光性角化病的完全清除率分别是 91% 和 100%。在免疫功能低下的患者中仅仅只有少部分复发。所有患者都经历了持续不到 1s 的发热和轻到中度的疼痛。

根据文献报道，IPL-PDT 对鲍温病和基底细胞癌治疗的有效性只是仅仅基于少量病例。Hasegawa 等（2010）治疗了 3 例临床和组织病理学诊断为鲍温病的患者。所有患者采用 IPL 光源进行 ALA-PDT 治疗。共治疗 5 次，每 2 周 1 次。所有患者在治疗后 10 天内均出现轻微的水肿、红斑、鳞屑和愈合结痂过程。随访 1 年，未出现复发迹象。

到目前为止，对于 IPL 在 PDT 中的应用还没有明确的治疗参数。Haddad 等（2011）比较了不同剂量的 IPL 在 ALA-PDT 治疗日光性角化病和光损伤型皮肤的疗效，显示 IPL 的流动性越大，对日光性角化病治疗效果更好，但光损伤的改善无明显变化。

最近，Kohl 等（2017）的一项前瞻性随机、安慰剂对照研究评估了采用 IPL 光源的 MAL-PDT 疗法和安慰剂组单独使用 IPL 治疗手背部日光性角化病的疗效。随访 10 周，每只手背的完全清除率 MAL-PDT 组为 54.5%，安慰剂 IPL 组为 3.0%（$P < 0.0001$），以及总体病灶的清除率 MAL-PDT 组为 69%，安慰剂 IPL 组为 15%（$P < 0.001$）。两种治疗方法均能改善手背部皮肤光损伤的问题，同时诱导新生胶原的生成。

Piccolo D 和 Kostaki D 在 2018 年发表的文章里采用 PDT-IPL 对 25 名患者进行治疗，总共 29 处病灶，包括日光性角化病（20 例）、基底细胞癌（5 例）和鲍温病（4 例）。所有患者在审美敏感区域有大面积、多发性病灶，因此并不代表是外科手术治疗的最佳人选。皮肤镜检查结果被证明是大部分病灶诊断的基础，同时对于可疑病例，活检被用来提高组织学检查的正确诊断率。

所有角化多度性病变首选 CO_2 激光治疗，以增加外用霜剂和光线的渗透率。MAL（Metvix®，Galderma Italia S.p.A，Agrate Brianza，Italy）在病变处涂膜厚度 1mm，以及周边直径 5mm 范围内的正常组织，如果同时某部位有多个病变，则整个解剖区域都要涂抹。在所涂抹 MAL 上再覆盖不可吸收性封闭性外壳以增加其渗透率，同时上面放置一块铝板用来避光。封闭 3h 后，去除 MAL，涂上一层薄薄的冷冻凝胶，然后进行照光。

IPL 参数设置如下：波长截止于 550nm；能量密度 18 J/cm²；3 脉冲（第一脉冲 3.3nm，第二脉冲 4.6nm，第三脉冲 2.1ms）；脉冲延迟 100ms 用于 IPL 手具为表皮提供冷却。

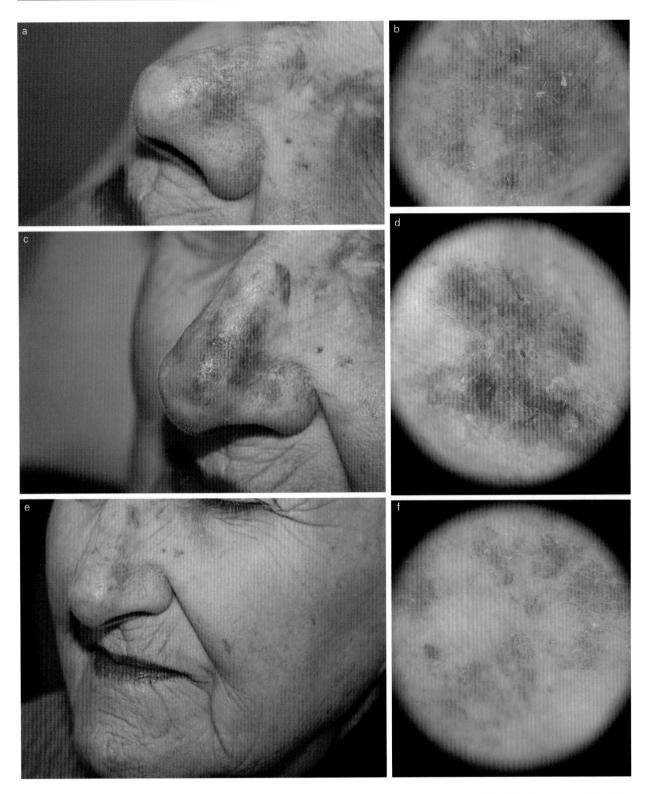

图 13.1　a. 老年女性患者鼻子日光性角化病未治疗前图片。b. 未治疗前进行皮肤镜检查以提高诊断率；本病例已被证实诊断为日光性角化病。c. 进行 1 次 IPL–PDT 治疗后即刻拍摄的临床图片。d. 治疗后即刻进行皮肤镜检查显示皮损颜色由粉色变为红色。e. 2 次 IPL–PDT 治疗后的临床图片。f. 皮肤镜检查显示皮损完全清除，效果良好（Courtesy of Dr. Domenico Piccolo，Skin Center Avezzano，Italy）

日光性角化病（图 13.1a、b）在单次治疗中需要 3 次照射（图 13.1c、d），同时基底细胞癌和鲍温病皮损在间隔 2 周的 2 个疗程治疗中需要 4 次照射。患者在病灶照射中只有轻微的疼痛，治疗后 20s 内有轻微发热。每次治疗后病灶处出现短暂的水肿和红斑，随后 1 周内自然结痂愈合。治疗后护理包括局部涂抹抗菌乳膏和防晒霜，建议患者严格避免阳光照射，以及连续使用防晒霜 6 周。Piccolo D 和 Kostaki D 的这项研究在 20 例日光性角化病病例中有 18 例（90%）临床和皮肤镜检查中显示完全有效（图 13.1e、f），剩下的显示部分有效（10%），同时，5 例基底细胞癌病例中有 4 例（80%）完全有效，以及 4 例鲍温病病例中全部有效，剩下 1 例基底细胞癌患者部分有效（20%）。总之，根据治疗方案，在 29 个病例中，有 26 例（89.6%）在 1 ~ 2 次 IPL-PDT 治疗后获得了临床和皮肤镜下的缓解，随访 5 年，29 例（100%）美容效果良好。

13.3 皮肤镜在非黑素瘤性皮肤癌治疗中的疗效评估

皮肤镜检查在非黑素瘤性皮肤癌中的有效性评估已被广泛证明。特别是基底细胞癌的典型特征，如树枝状血管，叶状区域，灰蓝色卵圆形细胞巢，灰蓝色点状、球状及轮状斑点等必须通过皮肤镜才能辨别（图 13.2a、b，图 13.3，图 13.4a、b）。

治疗几天后进行皮肤镜检查显示的诊断模式是完全或部分消失（图 13.2c、d，图 13.3，图

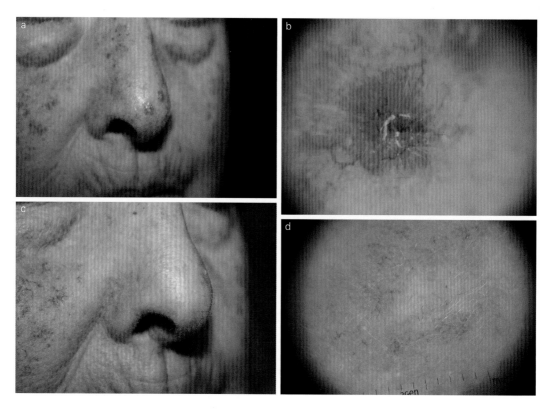

图 13.2 a. 老年女性患者鼻部基底细胞癌未进行任何治疗前图片。b. 治疗前皮肤镜检查显示可见树枝状血管和溃疡。c. 2 次 IPL-PDT 治疗后的临床图片。d. 皮肤镜检查显示病灶完全清除，效果良好（Courtesy of Dr. Domenico Piccolo, Skin Center Avezzano, Italy）

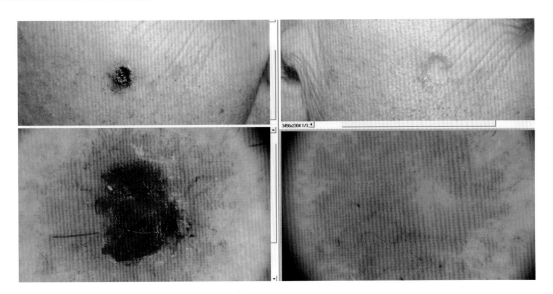

图 13.3　老年男性患者面颊溃疡型基底细胞癌皮损的临床和皮肤镜图片，成功进行了 IPL-PDT 的治疗（Courtesy of Dr. Domenico Piccolo, Skin Center Avezzano, Italy）

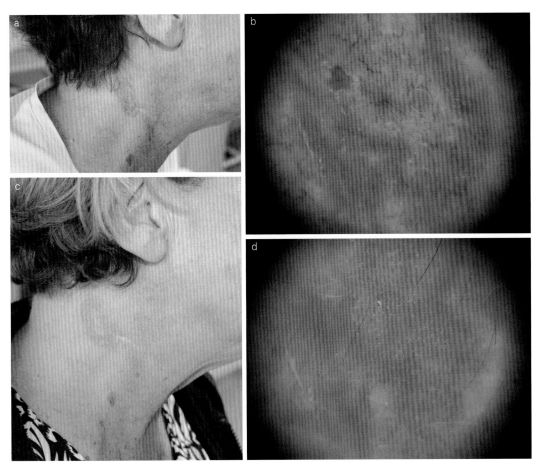

图 13.4　a. 老年女性颈部基底细胞癌未进行任何治疗前图片。b. 治疗前皮肤镜检查显示皮损处树枝状血管和溃疡。c. 2 次 CO_2 激光治疗和 1 次 IPL-PDT 治疗后的临床图片。d. 皮肤镜检查显示皮损完全清除，效果良好（Courtesy of Dr. Domenico Piccolo, Skin Center Avezzano, Italy）

13.4c、d)。

参考文献

[1] Babilas P, Knobler R, Hummel S, et al. Variable pulsed light is less painful than light- emitting diodes for topical photodynamic therapy of actinic keratosis: a prospective randomized controlled trial. Br J Dermatol. 2007;157:111–117.

[2] Downs AM, Bower CB, Oliver DA, et al. Methyl aminolaevulinate–photodynamic therapy for actinic keratoses, squamous cell carcinoma in situ and superficial basal cell carcinoma employing a square wave intense pulsed light device for photoactivation. Br J Dermatol. 2009;161:189–190.

[3] Haddad A, Santos ID, Gragnani A, et al. The effect of increasing fluence on the treatment of actinic keratosis and photodamage by photodynamic therapy with 5–aminolevulinic acid and intense pulsed light. Photomed Laser Surg. 2011;29:427–432.

[4] Hasegawa T, Suga Y, Mizuno Y, et al. Efficacy of photodynamic therapy with topical 5–aminolevulinic acid using intense pulsed light for Bowen's disease. J Dermatol. 2010;37:623–628.

[5] Kohl E, Popp C, Zeman F, et al. Photodynamic therapy using intense pulsed light for treating actinic keratoses and photoaged skin of the dorsal hands: a randomized placebo - controlled study. Br J Dermatol. 2017;176(2):352–362.

[6] Palm M, Goldman PM. Aminolevulinic acid: actinic keratosis and photorejuvenation. In: Gold MH, editor. Photodynamic therapy in dermatology. New York, NY: Springer Science and Business Media, LLC; 2011. p. 5–30. ISBN 978–1–4419–1297–8.

[7] Piccolo D, Kostaki D. Photodynamic therapy activated by intense pulsed light in the treatment of nonmelanoma skin cancer. Biomedicine. 2018;6(1):E18.

[8] Ruiz–Rodriguez R, Sanz–Sánchez T, Córdoba S. Photodynamic Photorejuvenation. Dermatol Surg. 2002;28(8):742–744.

[9] Tadiparthi S, Falder S, Saour S, et al. Intense pulsed light with methyl–aminolevulinic acid for the treatment of actinic keratoses. Plast Reconstr Surg. 2008;121:351e–352e.

[10] Wan MT, Lin JT. Current evidence and applications of photodynamic therapy in dermatology. Clin Cosmet Investig Dermatol. 2014;21:145–163.

14 皮肤镜检查在评估不良反应中的有效性

任何激光或者 IPL 治疗后都可能发生不良反应，可能取决于患者的过度反应或者使用设备选择错误，或者临床医生选择不当治疗参数。

最近，Jalian 等（2013）报道了 1985—2012 年各种皮肤激光手术的常见法律诉讼原因。发现主要原因与皮肤灼伤有关，而由各种激光设备治疗导致的"瘢痕"（包括增生性瘢痕和瘢痕疙瘩）因素占 39%。事实上，不良反应是可能发生的。

最近，Thaysen–Petersen 等（2017）报道了 IPL 引起的大范围皮肤反应，包括红斑（16 名受试者中的 87%）、紫癜（27%）、水疱（20%）、水肿（13%）、结痂（13%）、色素沉着（60%），以及色素减退（20%）。他们报道了皮肤色素异常（皮肤肤色越深，不良反应风险越高）和 IPL 剂量增加是引起 IPL 不良反应的主要因素。

激光不良反应如下：

- 色素异常（色素减退，可能会在几个月后随着色素的重新着色而逐渐消退；色素沉着，随后可以通过 IPL 治疗）（图 14.1、图 14.2）。
- 异常瘢痕反应，甚至被报道为罕见事件（Kluger et al，2009；Goldstein，1979），例如不当激光治疗（CO_2 激光）或者适当激光治疗但个体反应异常所导致的增生性瘢痕或者瘢痕疙瘩（图 14.3）。
- 起水疱。
- 结痂。

根据我们的经验，皮肤镜检查被证明是激光或者 IPL 治疗后确定不良反应非常有用的工具。这样医生就可以预判提供合适的治疗，并且告知患者可能会发生的所有不良反应。

如上文所述，从棕色到灰色颜色的变化可以被认为是良性色素性病变治疗成功的前驱症状。另一方面，皮肤镜检查可以清楚地发现色素去除后形状的变化，代表皮肤治疗后的即刻损伤。

治疗后 1 个月，这种损伤通常会彻底破坏色素颗粒，使病变消失，但随后会出现色素减退和红斑，皮肤镜检查中出现毛细血管扩张。

The contents of this book are partially based on the Italian language edition: "*The Usefulness of Dermoscopy in Laser and IPL Treatments*", Domenico Piccolo, © DEKA M.E.L.A Srl 2012.

© Springer Nature Switzerland AG 2020
D. Piccolo et al., *Quick Guide to Dermoscopy in Laser and IPL Treatments*,
https://doi.org/10.1007/978–3–319–41633–5_14

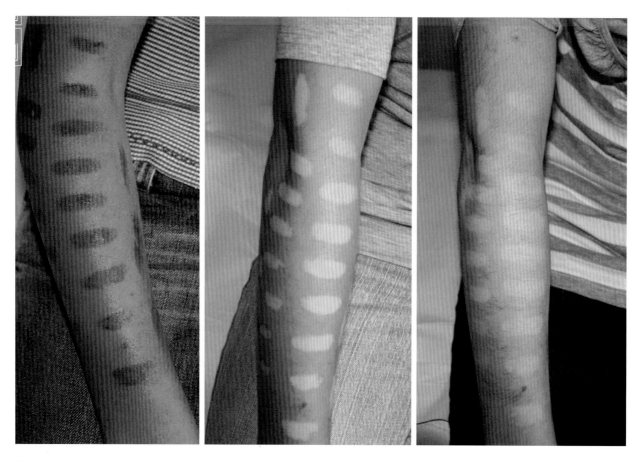

图 14.1　IPL 脱毛治疗后色素沉着和色素减退图片（Courtesy of Dr. Domenico Piccolo, Skin Center Avezzano, Italy）

图 14.2　Nd:YAG 激光脱毛治疗后导致的色素沉着图片（Courtesy of Dr. Domenico Piccolo, Skin Center Avezzano, Italy）

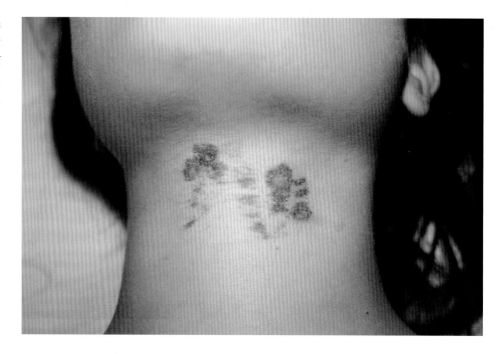

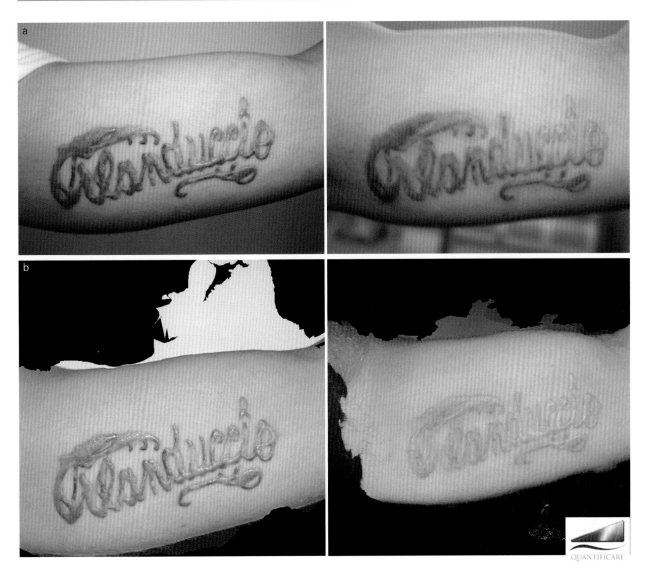

图 14.3　a. 调 Q 激光去除文身治疗后导致瘢痕疙瘩形成。激光治疗参数合适，但个体反应异常。b. 经染料激光和再次调 Q 激光治疗后得到临床改善（Courtesy of Dr. Domenico Piccolo，Skin Center Avezzano，Italy）

几个月后，治疗区域出现重新着色。

皮肤镜检查有助于确定其他事件导致的不良反应，但选择合适的治疗方法是至关重要的。

我们报道过 1 例年轻女性（Fitzpatrick Ⅲ型）经过美容灯照射后出现炎症后色素沉着（图 14.4a）。我们在色素沉着区域局部使用 IPL 进行测试，以验证治疗反应良好（图 14.4b）。治疗前进行皮肤镜检测，以确定色素沉着的范围，IPL 治疗后进行皮肤镜检查以确定色素清除率（图 14.4c、d）并突显良好的治疗结果（图 14.4e）。

另外一个案例中，一名年轻女性在文眉和文身后出现炎症后色素沉着（图 14.5a）。皮肤镜检测显示黑色素增加（图 14.5b）。1 次 IPL 治疗后显示良好的临床治疗效果（图 14.5c、d）。

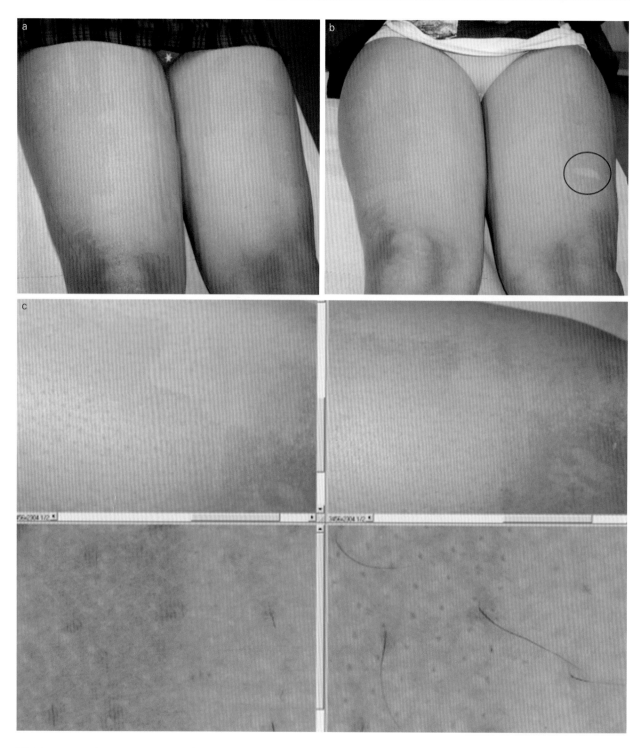

图 14.4　a. 1 名 Fitzpatrick Ⅲ型年轻女性美容灯照射后出现炎症后色素沉着。b. 对色素沉着区域进行 IPL 测试，以验证良好治疗结果。c. IPL 治疗前、后进行皮肤镜检测，能清楚突显色素清除情况。d. IPL 治疗前、后进行皮肤镜检测，能清楚突显色素清除情况。e. 临床影像图片显示治疗结果良好（Courtesy of Dr. Domenico Piccolo, Skin Center Avezzano, Italy）

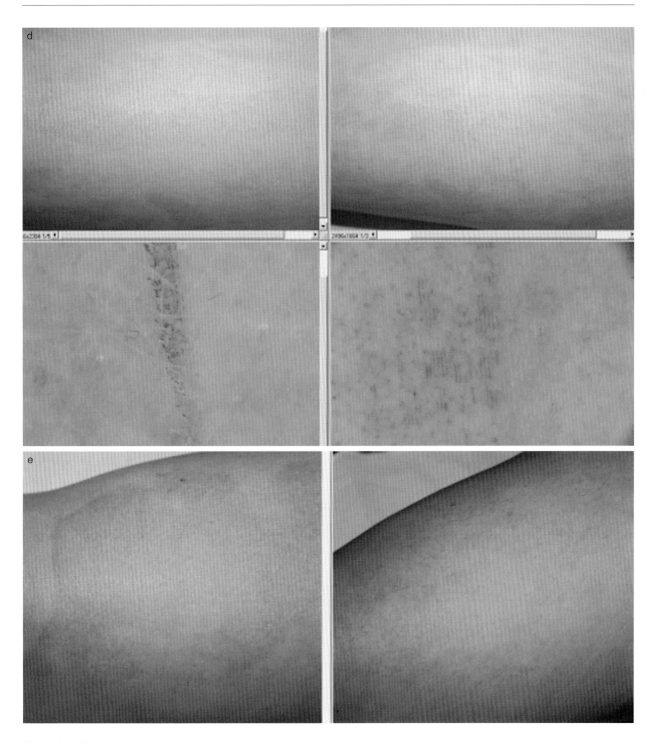

图 14.4 （续）

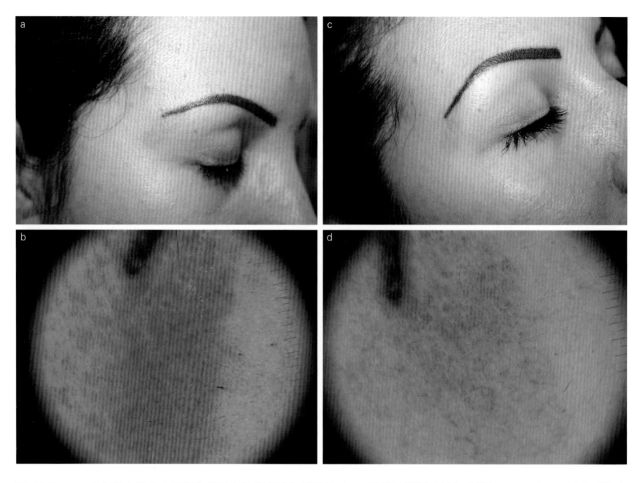

图 14.5　a. 1 名年轻女性在文眉和文身后出现炎症后色素沉着。b. 皮肤镜检测显示黑色素增加。c. 1 次 IPL 治疗后临床效果良好。d. 皮肤镜检测以确定色素清除率（Courtesy of Dr. Domenico Piccolo, Skin Center Avezzano, Italy）

　　　　译者按：本书译者团队翻译完成的《面部年轻化微创手术并发症预防与管理》一书已经由辽宁科学技术出版社出版发行，对于激光治疗如何避免不良反应有详细阐述，可供医美同仁参考。

参考文献

[1] Goldstein N IV. Complications from tattoos. J Dermatol Surg Oncol. 1979;5:869–878.

[2] Jalian HR, Jalian CA, Avram MM. Common causes of injury and legal action in laser surgery. JAMA Dermatol. 2013;149(2):188–193.

[3] Kluger N, Hakimi S, Del Giudice P. Keloid occurring in a tattoo after laser hair removal. Acta Derm Venereol. 2009;89(3):334–335.

[4] Thaysen–Petersen D, Erlendsson AM, Nash JF, et al. Side effects from intense pulsed light: importance of skin pigmentation, fluence level and ultraviolet radiation–a randomized controlled trial. Lasers Surg Med. 2017;49(1):88–96.

15 结论

在我们过去 20 多年的临床经验中，皮肤镜是一种有用的、简单操作的诊断和随访工具。

随着新型激光和脉冲光方法用于治疗皮肤科常见疾病后，不仅需要一种工具来帮助明确诊断，以及选择治疗方案，而且还需要一种可以客观评估最初状态和每次治疗结果的工具。在此之前，这一角色被"治疗前和治疗后"临床图片代替，它的局限性在于只强调好的结果，却不能检测到不同疗程之间比较微观的变化。

在临床实践中，我们决定将皮肤镜作为所有患者的诊断和随访工具，为了科学地验证该方法，我们建立了一套严格的方案。

如上所述，所有患者的皮肤镜影像图片均在治疗前采集，在每次激光或 IPL 治疗前、后即刻采用装有特殊皮肤镜设备（Dermlite Photo，3GEN LLC，San Juan Capistrano，CA，USA）的数码相机（我们使用的 Canon PowerShot A360）拍摄。每张照片都被存储在数据库中，目的是为了记录每次治疗情况。

然后，在我们日常实践中，皮肤镜检查已被证明在预测和确定任何损伤不良反应事件方面是准确的，所有接受激光和 IPL-PDT 治疗的非黑素瘤性皮肤癌病例在临床治疗 4~6 周后随访时必须使用皮肤镜检查。

此外，多亏了这些精确的图像记录，患者能够观察到治疗效果，也因为在 4~6 个月的治疗间隔中，患者经常记不得最初的皮损情况，因此，当他们看到所有治疗过程中的临床和皮肤镜图像时，他们会很惊讶。这显然增加了他们在经济和时间上为改善状况所做的投资的满意度。

总之，在本书的最后，我们必须要强调，在皮肤科临床实践中，皮肤镜检查已被证明是一种通用、简单、有效的技术，我们强烈建议将其作为常规治疗程序的一部分。

The contents of this book are partially based on the Italian language edition: "*The Usefulness of Dermoscopy in Laser and IPL Treatments*", Domenico Piccolo, © DEKA M.E.L.A Srl 2012.